Isabelle RANCHET Eric MAZEBOURG

Mince et Sexy

avec le programme **Harmonie Santé**

EDITIONS Alpen

Alpen Éditions
9, avenue Albert II
98000 Monaco

Pour la présente Édition

9, avenue Albert II
MC 98000 MONACO
Tél.:0037797776210
Fax:0037797776211

Direction :
Christophe Didierlaurent
Responsable éditoriale :
Fabienne Desmarets
Mise en page et infographie :
Daria Gracheva

Dépôt légal : *2016*
ISBN13 : 978-2-35934-431-8
Crédits photos :
Fotolia

Imprimé en Union Européenne

Isabelle RANCHET Eric MAZEBOURG

Mince et Sexy

avec le programme Harmonie Santé

Editions Alpen

Alpen Éditions
9, avenue Albert II
98000 Monaco

Isabelle Ranchet – formée à la diététique et nutrition, anatomie et physiologie. Fille de médecin, l'auteur réalise l'importance de l'alimentation sur le fonctionnement des cellules du corps et du cerveau. A travers ses nombreux voyages dans le monde et notamment en Asie où elle a vécu, elle comprend aussi que la santé et le bien-être s'établissent surtout grâce à l'équilibre entre 3 dimensions clé : « le physique – le mental – la nutrition », qui se traduit sur notre chère silhouette. Elle rédige ainsi des ouvrages sur la santé ciblés sur la nutrition, sur les seniors, sur la ménopause, et sur le bonheur et la vitalité.

Eric Mazebourg – nouveau chantre du bien s'alimenter est formé à la diététique et nutrition. Il informe dans cet ouvrage les consommateurs sur les dangers de l'alimentation industrielle, ses dérives et méfaits sur la santé, et les comportements à adopter aux différents âges de la vie, tout en respectant les dimensions culturelles, psychologiques, physiologiques, hédonistiques et sociaux-économiques qui déterminent le choix final du consommateur.

AVERTISSEMENT
Les informations contenues dans ce livre ne peuvent pas remplacer un avis autorisé. Avant toute automédication, consultez un médecin ou un pharmacien qualifié.

Préface

Proposer un régime amincissant, c'est avant tout optimiser l'équilibre alimentaire. En effet, si nous admettons que du déséquilibre des entrées naît le surpoids, il faut alors convenir que le retour à l'équilibre nutritionnel permettra de faire disparaître une bonne partie du poids superflu. On ne grossit pas nécessairement parce que l'on mange trop mais plus certainement parce que notre corps est las de ne pas recevoir régulièrement le type de nourriture qu'il est en droit d'attendre de nous. La graisse est une source d'énergie de crise.

On ne s'occupe bien que de ce que l'on aime. Envisager de mincir ne peut réussir durablement sans un regard de tendresse pour notre corps, créant ainsi un véritable partenariat avec lui plutôt qu'une lutte implacable contre lui. Etudier le cycle de la graisse, c'est comprendre l'instinct de survie de notre corps ; le vrai challenge pour réussir son projet minceur, c'est répondre point par point aux besoins physiologiques de notre corps, lequel est porteur dans sa mémoire d'une expérience multimillénaire de résistance aux erreurs alimentaires sans laquelle notre lignée se serait éteinte et nous n'en serions pas l'ultime maillon vivant.

Enfin, il est grand temps que le monde médical sache aussi écouter ceux qui, avides de comprendre et forts de leur expérience dans le domaine de la Nutrition Humaine ont leur contribution à apporter à cette science neuve et pleine de promesses. Isabelle Ranchet et Eric Mazebourg sont de ceux-là. Ils nous proposent le Programme Harmonie-Santé. Eric Mazebourg est un amateur de cuisine de qualité doublé d'un pourfendeur de la malbouffe. Isabelle Ranchet est animée d'un même désir de mincir en pleine santé.

Cet ouvrage entraîne le lecteur vers une prise en main nouvelle de ses problèmes de Nutrition pour un résultat en forme de victoire sur soi-même, gage de confiance retrouvée. Les auteurs vous invitent à suivre ce programme minceur tel un voyage initiatique très actuel dans son approche et à la portée de tous. Je remercie vivement Isabelle Ranchet et Eric Mazebourg de nous proposer ce bel outil de connaissance et vous en souhaite maintenant d'en user et d'en abuser pour le plus grand bien de votre Santé.

Docteur Pierre Vuillard – Médecin nutritionniste.

Introduction

Saviez-vous que maigrir n'est pas une affaire de privation mais de plaisir, que le poids idéal n'est pas le résultat de suppression mais simplement d'équilibre ?

Vous offrir une belle silhouette à vie et une bonne santé relèvent de votre capital génétique certes, mais aussi de votre mode de vie, de votre comportement alimentaire, de la quantité et de la qualité nutritionnelle ingérées par rapport à vos besoins réels, de votre façon de cuisiner, de votre état mental (capacité à gérer votre stress, confiance en vous, intégration sociale et familiale), et de l'influence de vos émotions sur votre organisme !

Le corps est le reflet de votre vie, il traduit physiquement ce que vous vivez intérieurement. Nous sous-estimons encore trop souvent le lien entre le corps et l'esprit pourtant désormais démontré par les scientifiques. Vous avez tenté en vain maints régimes restrictifs à effet yoyo, vous êtes découragé ? Vous allez découvrir ici la vérité sur la maîtrise du poids.

Dans cette mondialisation basée sur un marketing omniprésent, l'industrie alimentaire propose des produits pollués, raffinés et transformés, contenant des sucres chimiques, graisses et pesticides cachés dans les étiquettes illisibles d'aliments qui encrassent le corps, il est devenu difficile de savoir véritablement ce que l'on mange. La télévision, les ordinateurs poussent à la sédentarité, donc à la non dépense des graisses.

Pourtant, tout individu « responsable » peut retrouver sa ligne et s'offrir une meilleure santé en se prenant en main, y compris mentalement pour mieux gérer sa vie. La victimisation, l'auto-apitoiement, la surmédicalisation, c'est terminé. Vous pouvez devenir acteur de votre vie, « maître » de vous-même et donc de votre silhouette. Ce n'est qu'une question de philosophie de vie.

Résoudre le problème de votre surpoids est un grand programme composé de petites pratiques. Il vous suffit simplement d'adopter les bonnes habitudes !

C'est pourquoi notre Programme Harmonie Santé en 4 étapes naturelles va vous guider pour atteindre votre poids idéal à vie. Etes-vous prêt ? Voici une petite éducation nutritionnelle, quelques techniques mentales et des conseils de base.

Vous allez apprendre à être un consommateur averti et responsable, capable de manger sain et équilibré, et d'épurer vos toxines après d'éventuels excès. A vous de jouer pour vous transformer en beauté, avec le sourire, et dans la sérénité.

Fini les privations, place à l'équilibre et au plaisir !

TABLE DES MATIÈRES

TOUT SUR LE POIDS

Votre corps vous accompagne toute votre vie, il est donc important que vous l'aimiez et que vous sachiez en prendre soin. N'est-il pas temps d'en faire un allié plutôt qu'un fardeau ? Pour résoudre votre obésité ou votre surpoids, vous devez vous plaire et être aimé, et reconnu pour la personne que vous êtes car vous êtes important !

Les 15 causes du surpoids en Occident

Grossir signifie que votre masse graisseuse augmente. Le surpoids est le résultat d'un excès de graisse, mais aussi parfois d'eau (rétention d'eau), et les causes sont multifactorielles.

Définition du surpoids : l'IMC (Indice de Masse graisseuse) est entre 27 et 29,9. On comptait environ 1.9 milliard de personnes en surpoids dans le monde en 2014 avec une prévision de 3,5 milliards en 2030. En France, c'est plus de 33% de la population française.

Définition de l'obésité : selon l'Organisation Mondiale de la Santé (OMS), l'obésité se caractérise par « une accumulation anormale ou excessive de graisse corporelle qui peut nuire à la santé ». L'IMC (Indice de Masse graisseuse) est égal ou > à 30. On comptait environ 600 millions d'obèses dans le monde en 2014, soit 13% de la population, dont 6,6 millions en France, soit environ 15% de la population française.

Notons que le nombre de personnes en surpoids ou obèses dans les pays pauvres a triplé en moins de 30 ans (1980-2008) depuis l'adoption de notre nourriture occidentale polluée, raffinée, riche en sucre et en mauvaises graisses.

Les 15 causes les plus courantes

L'obésité serait due pour 80% au comportement, pour 10% à des facteurs génétiques, et pour 10% aux bactéries de l'intestin.

Si vous faites partie des 80%, vous savez donc qu'il vous faut agir sur votre comportement. Bonne nouvelle, de nombreuses techniques existent pour vous aider dans cette rectification !

Voici quelques causes principales du surpoids

1. Une surconsommation calorique, un apport énergétique trop important par rapport aux dépenses physiques et aux besoins du corps qui va stocker le surplus.

2. Un déséquilibre alimentaire, la mauvaise qualité nutritionnelle, les mauvaises associations alimentaires favorisent le stockage de graisses

tels la malbouffe, la Junk Food, le snaking, les aliments de mauvaise qualité, de mauvaise graisse, trop gras, trop sucrés, trop salés, trop raffinés, transformés (par exemple hydrogénés tels la margarine, la pâte ou le beurre à tartiner), l'insuffisance de fruits et légumes, les sucres cachés dans les produits industriels, les plats préparés, les additifs (conservateurs, colorants…).

3. La sédentarité ou une insuffisance d'activité physique (voiture, escalier roulant, ascenseur, bus, métro, ordinateur, télévision, trainer assis dans le canapé…) car les graisses consommées ne sont pas utilisées, elles ne sont pas éliminées et se retrouvent stockées.

4. Le stress, les facteurs psychologiques tels la frustration, la culpabilité, les soucis, les contrariétés, la déprime, la souffrance intérieure, l'insécurité matérielle ou affective, le manque d'insertion sociale et professionnelle, une perturbation profonde, etc., favoriseraient la prise de poids car cela génère trop de cortisol dans le corps qui stocke les sucres et graisses disponibles pour se protéger des agressions. Manger sert aussi de compensation, de protection, de défense, de stratégie d'ajustement contre les conflits intérieurs, les problèmes affectifs…

5. Les variations ou dérèglements hormonaux : la grossesse, la ménopause, l'andropause, une affection endocrinienne, le dérèglement œstrogène, l'hypothyroïdie peuvent favoriser la prise de poids.

6. Le dysfonctionnement de certaines hormones : si l'insuline (hormone du sucre) et la leptine (hormone de la faim) fonctionnent mal, les sucres ne sont plus brûlés correctement, l'excès de sucre dans le sang est transformé en graisse stockée sous la peau bien que la sensation de faim perdure.

7. Le manque d'information, d'intérêt nutritionnel et de santé : méconnaître ses besoins nutritionnels, ne jamais lire les étiquettes, ignorer la contenance des produits consommés (sucres et graisses cachées…) entraine le déséquilibre alimentaire, il est lié au contexte social et économique, aux conditions de vie, de travail.

8. Le sevrage tabagique : lorsque la décision d'arrêter est auto-imposée par un *interdit* de fumer, elle génère un besoin de compensation alimentaire, ex. « je dois ou je peux arrêter de fumer ». A l'inverse, une décision d'arrêter motivée par un *désir* n'entraîne ni compensation ni prise de poids, ex. « j'ai envie d'être sain, je n'ai plus envie de fumer ».

9. Un manque de chrome – oligo-élément anti-obésité : le chrome a disparu des glucides transformés et raffinés (pain blanc, riz blanc, farine et pâtes blanches…) alors qu'il est essentiel pour le métabolisme du glucose et des graisses, il facilite l'assimilation du sucre par vos cellules, il diminue le cholestérol total et augmente le bon cholestérol. Une carence en chrome conduit au diabète, à des maladies cardiovasculaires et pourrait favoriser le développement de l'athérosclérose (graisses dans les vaisseaux sanguins).

10. Carences en vitamines B6 et B12 et en zinc indispensables à la synthèse de l'hormone de croissance et à la combustion des graisses. L'obésité peut être liée à une carence en carnitine qui stimule la combustion métabolique des graisses au lieu de les stocker.

11. Les personnes victimes d'abus sexuels ou de violence dans l'enfance auraient tendance à avoir un dérèglement du comportement alimentaire (ou parfois à l'anorexie), l'obésité permettant inconsciemment de se rendre moins attirantes pour se protéger contre d'éventuelles agressions.

12. La sous médicalisation des sujets en surpoids : souvent ces personnes n'osent pas en parler à leur médecin par peur du jugement, etc... elles ne consultent pas et ne sont pas traitées.

13. Certains médicaments peuvent entrainer une prise de poids tels certains antidépresseurs (notamment à base de lithium), certains antiépileptiques, certains neuroleptiques et corticoïdes au long court et certaines pilules contraceptives.

14. Les causes héréditaires, génétiques – environ 10% des cas.

15. Une insuffisance de bactéries dans l'intestin – environ 10% des cas : la bactérie *Akkermansia muciniphila* présente dans le colon est presque absente chez les obèses et diabétiques de Type 2, alors qu'elle active des gènes qui permettent d'augmenter la capacité à mieux brûler les graisses et d'avoir une meilleure barrière intestinale, les graisses du tissu adipeux s'oxydent mieux, ce qui les protège du diabète et de l'inflammation.

Mécanisme de défense du corps

Bon à savoir : naturellement, votre corps transforme le sucre non utilisé en graisse et la stocke en réserve dans vos tissus adipeux. Mais tout manque (carence en nutriments, manque affectif, problème émotionnel…) se traduit par un DANGER pour votre organisme. Pour se protéger, il se met à utiliser le moins de graisse possible pour ses dépenses intérieures et déclenche un mécanisme de défense en secrétant une enzyme qui favorise le stockage des graisses en prévision du risque de manque, et ce à partir de tout aliment. Le moindre produit a alors un effet décuplé car le métabolisme est ralenti comparé à un sujet normal.

Voilà pourquoi il vaut mieux ne pas sauter de repas (sauf cas de diète), ni supprimer certaines catégories d'aliments, ni faire de régime trop restrictif car cela altère le métabolisme, le corps économise ses dépenses, le processus d'amaigrissement est ralenti même en mangeant très peu car le corps se met « en mode réserve », il stocke plus que s'il recevait tous les nutriments dont il a besoin.

La mémoire des cellules : pour stopper le mécanisme de défense déclenché par votre organisme depuis plusieurs années, le seul moyen de le convaincre que les aliments dont il manque depuis longtemps vont lui être offert est de les consommer ! N'hésitez pas à manger de tout en misant surtout sur la qualité pour répondre à tous vos besoins.

Obésité et excuses psychologiques

La souffrance intérieure : l'obèse estime souvent qu'il faut recevoir pour se sentir aimé, il a tendance à juger l'autre en fonction de ce que l'autre lui apporte au lieu de pardonner et d'expérimenter le plaisir de donner plutôt que la peur de manquer. Ce sentiment amène un besoin de compensation du manque d'amour, comblé par l'alimentation qui va entrainer la prise de poids. Pourtant fuir un problème ne le résout pas, pire, éviter de le résoudre réduit la capacité à y faire face et augmente le mal être, générateur de soucis de santé et de risque de surpoids.

A l'inverse, accepter la réalité du phénomène (même déplaisant et non souhaité) permet de mieux y répondre, de trouver des solutions et de s'éloigner de la dépression menaçante. Le surpoids ou l'obésité entraine parfois l'isolement, le refus d'invitations ou de sorties, ces personnes se sentent exclues de la société, pensant qu'elles ne correspondent pas aux critères physiques et sociaux, ce qui crée une grande détresse ou de l'anxiété, voire la dépression, alors qu'au contraire, il faudrait s'ouvrir aux autres pour retrouver confiance et équilibre. Ces personnes tendent à remettre à plus tard les remises en question de leur existence et le règlement de leur problème intérieur.

Les gros tendent à s'oublier au profit des autres : c'est ce que l'on appelle l'empathie dont on a besoin pour comprendre tout un chacun, sauf qu'elle devient une hyper-empathie. Il faut en effet savoir se détacher des autres, se distancier grâce à un certain travail intérieur, une éducation, un apprentissage.

Un individu en surpoids est un excellent observateur, intuitif, mais perméable aux problèmes des autres sans pouvoir prendre de recul ni de décision. Ceci peut conduire à un sentiment de non existence. Ainsi manger peut combler ce vide. Certains hyper-empathiques craignent une trop grande intimité, vécue comme une invasion : la personne cherche à se définir « par opposition » afin de se défendre contre le sentiment d'envahissement, elle cherche à faire l'inverse mais en fait, elle s'enferme alors qu'il vaut mieux s'ouvrir !

Trouble de l'image de soi, de l'identité : la personne peut être coupée des sensations de son corps, manger sans sentir son estomac, ce qui peut créer un sentiment d'être étranger à soi-même. La personne ne « veut » pas savoir qui elle est vraiment car elle considère qu'elle ne vaut rien ou elle éprouve du mépris envers elle-même, la prise de poids étant une tentative de dénigrement vis-à-vis de soi-même ou d'autopunition par le fait d'enlaidir son image envers soi-même et les autres. Cela peut être aussi lié à la peur de ses propres capacités de penser, à penser librement, à la peur d'affronter le monde extérieur, risquer de ne pas y parvenir. Ces personnes tendent à éviter de penser à elles-mêmes alors que le « moi » est important.

Les grignotages permettent de créer d'intenses sensations corporelles surtout l'estomac qui se remplit, ce qui donne le sentiment d'exister, c'est un moment fort. Mais il faut ensuite recommencer à manger pour ressentir ce moment, puis la sensation de culpabilité resurgit, entrainant la frustration puis le lâchage (compensation alimentaire) pour compenser l'interdit.

70% des français grignotent ! Il peut en être de même avec l'endettement, par des achats compulsifs qui vont souvent de pair avec le surpoids. On retrouve souvent une relation affective à la mère (nourriture) qui était déséquilibrée et que l'on cherche à compenser. Psychologie et nutrition sont indissociables.

En résumé, votre corps se protège et prend du poids suite à des raisons d'ordre :

- Physique : dérèglement thyroïdien, maladie, arrêt du sport, sédentarité.
- Nutritionnelle : déséquilibre alimentaire (insuffisance de fruits et légumes, carences,

grignotage), mauvaises qualité alimentaire (mauvaises graisses, trop de sucres, trop de graisses, produits raffinés, pollués, additifs, toxines...), surconsommation, excès, changements d'habitudes ou d'apports nutritifs.

- Mentale, émotionnelle : déceptions, frustrations, contrariétés, attentes inassouvies, stress, angoisses, etc. Ces émotions entrainent une modification du comportement alimentaire, entre autre par la libération d'hormones.

Un problème d'ordre affectif va souvent de pair avec une alimentation déséquilibrée, laquelle va favoriser la prise de poids puis d'éventuels problèmes médicaux.

L'intestin, 2ème cerveau

Le 2ème cerveau est le cerveau des entrailles, celui du tube digestif : l'intestin est le lieu de la digestion et de l'absorption des nutriments qui traversent sa paroi pour aller dans le sang et nourrir votre corps, il est aussi au centre de votre système immunitaire et ressent vos émotions.

Le système digestif a son propre système nerveux autonome : son activité est contrôlée par le Système Nerveux Entérique qui fait partie du système neuro-végétatif. Les 100 à 200 millions de neurones logés entre les couches de muscles de l'intestin contrôlent ses fonctions sensitives, motrices et de sécrétions et informent votre cerveau (via le nerf vague) sur ce qui se passe dans l'intestin. L'intestin agit donc tel un 2ème cerveau car il fonctionne sans suivre ni attendre les instructions du cerveau.

L'intestin – récepteur de vos émotions : tout stress est immédiatement transmis au cerveau et au système nerveux entérique de l'intestin qui contient des neurones. Le stress engendre des hormones de stress, il agit sur les neurones, peut créer l'inflammation de vos viscères, ce qui se traduit par des maux de ventre, vous dites « ca m'est resté sur l'estomac » ou « ça, je ne peux pas le digérer », ou encore « j'en ai des coliques ». Votre système digestif digère les aliments mais aussi vos émotions. Pour les personnes fragiles des intestins ou en fragilité émotionnelle, la mélisse (plante) calme les récepteurs du système nerveux central.

Appétit et sérotonine : cette hormone du bien-être est produite à 95% dans l'intestin, elle va dans le sang puis au cerveau. Les émotions influencent le cerveau et votre intestin est capable d'influencer vos émotions. La sérotonine est responsable de l'appétit et du comportement alimentaire, elle est liée à la température et au sexe, elle est aussi responsable de l'humeur, de l'émotivité, de la gaieté et du sommeil. Trop de sérotonine peut générer agitation et problèmes de concentration. L'aspartame (édulcorant artificiel) réduirait la production de sérotonine.

Les neurones intestinaux commandent aussi votre système de défense : 70 à 85% de vos cellules immunitaires sont dans la muqueuse intestinale où s'établit l'équilibre entre les bactéries qui y vivent et le système immunitaire qui les contrôle. Vos cellules immunes détectent et capturent les intrus comme les molécules toxiques, bactéries pathogènes et virus pour les emmener jusqu'à un émonctoire pour les éliminer (foie, reins, poumons...). L'intestin a donc un rôle de protection du corps contre les bactéries, virus et toxines à travers le microbiote (flore), les sécrétions intestinales et le mucus.

Obésité, protéine et hormone : l'intestin a des capteurs du goût qui modifient l'appétit en déclenchant des réponses hormonales et nerveuses, ce qui influe sur les quantités alimentaires consommées, sur la sécrétion d'insuline, etc. L'intestin a aussi ses propres cellules gustatives intestinales pour détecter le goût amer, sucré et umami.

Obésité et bactéries intestinales : une bactérie est une usine qui fabrique des milliers de molécules. 100 000 milliards de bactéries d'espèces différentes habitent votre intestin. Elles se nourrissent des résidus de l'alimentation, de secrétions et de la desquamation des muqueuses digestives. Elles terminent certaines digestions, fabriquent des vitamines (B6, B12, K...), facilitent l'assimilation des minéraux, transforment certains médicaments pour les rendre opérationnels, synthétisent des antibiotiques naturels et aident à déterminer ce qui est toxique pour notre organisme en jouant un rôle dans le système immunitaire, elles préservent donc l'intestin des agressions pathogènes.

Vous avez 100 fois plus de bactéries dans votre ventre que de cellules dans votre corps. Vous avez plus d'ADN bactérien que d'ADN humain, vous portez 1 à 2 kilos de bactéries !

L'intestin détermine donc votre santé. Pour le respecter, vous devez prêter attention à ce que vous mangez, tant au niveau de la quantité que de la qualité.

Un 3ème cerveau ? Certains considèrent d'autres intelligences en nous, en voici quelques-unes

Les bactéries : « Le ventre, notre deuxième cerveau » documentaire de Cécile Denjean (2013) explique que nous avons même un 3ème cerveau qui est l'intelligence des bactéries car une certaine composante de notre cerveau provient des bactéries, elles ont une influence sur ce que nous sommes, comment nous nous comportons et comment nous réagissons. On parle désormais de psycho-macrobiotique !

Le cerveau mimétique : le neuropsychiatre français Jean-Michel Oughourlian explique dans son livre « Notre 3ème cerveau » (2013) que le 3ème cerveau est celui de l'empathie, de l'amour ou de la haine. En effet, les mêmes zones du cerveau sont activées si l'on fait une action ou si on la regarde faite par autrui. Basé sur le système miroir, nos neurones réagissent tout autant suite aux actions ou intensions d'une autre personne, le désir est copié sur celui d'autrui (apprentissage, rivalité...). Voyez donc les influences inconscientes vécues au quotidien !

L'intelligence du cœur : le cœur, en véritable pompe, fait circuler le sang dans le corps pour nourrir vos cellules. S'il est sous contrôle de nerfs dont le nerf vague, il a par ailleurs un système nerveux indépendant avec un réseau complexe de neurotransmetteurs, et communique avec le cerveau et l'organisme par impulsions nerveuses issues de récepteurs hormonaux et de barorécepteurs.

Les émotions que nous ressentons modifient immédiatement notre rythme cardiaque, avant même que nous en ayons conscience. Nous usons de cette capacité d'adaptation du cœur (véritable intelligence autonome) par exemple en éprouvant de la compassion, de la bienveillance, en pardonnant, en étant généreux, etc. Ainsi, la pression artérielle est modulée, le rythme cardiaque devient plus harmonieux. Connue en Asie depuis bien longtemps, l'intelligence du cœur n'est encore que très peu mentionnée en Occident.

L'influence de l'esprit sur le corps

Comment fonctionne l'unité corps-esprit ?

Les informations chimiques circulent sans cesse entre le cerveau et le corps et vice versa : le cerveau est le siège de la pensée, il régule le comportement et les émotions, il contrôle aussi les actions sur l'organisme, sur les muscles, il a un rôle dans la régulation hormonale. De même, le corps lui envoie des informations chimiques, par exemple sur un taux de sucre trop élevé dans le sang, le cerveau ordonne alors au pancréas de produire l'hormone insuline pour réguler le taux. L'activité du cerveau est liée à celle des systèmes nerveux, endocrinien, immunitaire... De même une émotion ou un stress influe à la fois sur le physique et sur le mental (voir « Impact du stress sur le poids » ci-après).

Un phénomène psychosomatique prouve ce lien corps-esprit : un trouble psychique (vous êtes déprimé, frustré, déçu, contrarié...) peut se traduire sous un trouble physique sans origine médicale constatée, par exemple un mal de tête, au dos, au ventre, etc.

Pensées négatives et cortisol : déception, frustration, angoisse, chagrin, jalousie, colère, esprit trop accaparé par des problèmes génèrent un stress qui est transmis au cerveau par le système nerveux. A son tour, le cerveau déclenche la production de cortisol (hormone du stress). Le système immunitaire devient moins efficace, vous êtes plus sujet aux maladies, et sur le long terme l'excès de cortisol favorise les kilos surtout à l'abdomen.

Techniques mentales positives : les personnes positives, joyeuses, ayant confiance en elle et en l'avenir ont moins de cortisol et plus de lymphocytes (cellules tueuses), elles ont donc un meilleur système immunitaire. Pour être mieux dans sa peau, comme on peut entrainer sa pensée comme un muscle grâce à des techniques, on peut donc rectifier un mauvais schéma de pensée. Il suffit de se corriger à chaque dérapage et de s'exercer. Apprendre à mieux gérer ses émotions négatives, à penser positivement et pratiquer le détachement émotionnel contribue à maitriser le comportement alimentaire et donc le poids et la silhouette.

Qualité alimentaire et pensées : les aliments que vous mangez nourrissent les cellules de votre corps et vos neurones, la « qualité » des aliments influe sur le fonctionnement de votre corps et de votre cerveau, de vos pensées.

Par exemple, votre cerveau est riche en lipides (60% de son poids sec) et les membranes des cellules nerveuses en sont aussi recouvertes, les acides gras insaturés facilitent le passage de l'information entre ces neurones.

Ainsi si vous mangez majoritairement des graisses saturées (graisses animales dont charcuterie, beurre… ; huile de palme ; margarine ; pâtisseries, biscuits…) qui sont solides à température ambiante, leur rigidité se reflète par une rigidité des cellules du cerveau.

Si vous mangez majoritairement des graisses insaturées (mono-insaturées oméga 9 ou polyinsaturées omégas 3 et 6 tels les huiles, noix…), les gaines des cellules du cerveau sont plus souples et la communication entre les cellules est plus fluide, elle s'opère de façon plus stable. Sur le long terme, les acides gras oméga-3 augmentent la production de neurotransmetteurs de l'énergie et de la bonne humeur dans le cerveau émotionnel. Ainsi, les huiles de poisson stabilisent l'humeur, l'anxiété, l'insomnie, la baisse de libido et soulagent de la dépression chez les patients maniaco-dépressifs.

Malbouffe, sucre et violence : de nombreuses études démontrent l'influence de la nourriture sur le comportement. Les études du chercheur américain Stephen J. Schoenthaler menées dans des prisons et maisons de redressement a démontré que la consommation de mauvaises graisses et de sucres transformés, pain blanc, pâtes blanches, hamburgers, saucisses grasses, frites et fritures, cookies, sucreries, causait des problèmes comportementaux du type violence verbale et physique.

Revenir à une nourriture plus qualitative à base de fruits et légumes, viande, poisson, pain complet, sels minéraux, entrainait à l'inverse une réduction de ces violences y compris du taux de fuite et de suicide. Voilà en partie pourquoi notre société devient de plus en plus violente (sans compter les jeux vidéo combatifs et autres thrillers agressifs). Des études menées dans les cantines d'écoles en Australie, en Espagne et autres pays aboutissent aux mêmes conclusions.

Ces chercheurs estiment donc que chacun devrait être responsable de ce qu'il mange et boit et que l'éducation nutritionnelle est nécessaire pour s'éloigner de la malbouffe et vivre mieux ensemble.

Conclusion : la santé de l'âme est étroitement liée à la santé du corps. Ce que vous pensez, ce que vous mangez, buvez et respirez influent sur votre corps et sur votre esprit.

Impact du stress sur le poids

Le stress tend à faire grossir et à faire vieillir. Pourquoi ? Parce que tout stress se traduit par une information qui va immédiatement au cerveau, il sécrète une hormone qui stimule les glandes surrénales qui libèrent le cortisol. Voici les principaux effets.

Augmentation du cortisol

Dès qu'il y a stress, l'adrénaline place immédiatement l'organisme en alerte, le corps brûle des calories, il libère l'hormone cortisol qui transforme le gras en sucre pour aider le corps à faire face au stress. Mais si le stress perdure, le cortisol est sécrété en surplus, le corps se met à stocker les sucres et graisses disponibles pour se protéger, le métabolisme de l'insuline est déréglé, l'appétit et le grignotage augmentent ainsi que la graisse abdominale, ce type de graisse étant toxique et associé au diabète de type 2, aux maladies cardio-vasculaires, etc.

Baisse de sérotonine, l'hormone du bien-être

Le stress altère la fabrication de sérotonine qui aide pourtant à la prise de recul. Cette carence entraine irritabilité, grignotage compulsif (surtout sucré) et une baisse de la sensation de la satiété, aboutissant à la prise de poids.

Un comportement alimentaire déréglé

Les personnes stressées compensent leur insatisfaction ou vide par les aliments, préfèrent les déjeuners rapides, le sucré, les glucides, la Junk Food, ce qui entraine un déséquilibre alimentaire qui génère les kilos.

Carences en vitamines et oligo-éléments

En cas de stress, l'organisme consomme plus d'énergie et puise dans ses réserves, notamment en oligo-éléments. Si le stress se prolonge, cela crée des carences en minéraux, ce qui entraine irritabilité, nervosité, anxiété, déstabilisation psychologique, trouble du sommeil, état dépressif, difficultés relationnelles…

Surproduction de radicaux libres et stress oxydant

Le stress augmente la production de radicaux libres qui, en excès, avec l'oxygène respiré, créent un stress oxydatif qui fait vieillir plus vite les cellules, augmentent les risques de maladies cardiaques et favorisent la formation de cellules cancéreuses.

En résumé, le stress génère des décharges d'adrénaline et des dérèglements hormonaux qui entrainent des dommages du système cardio-vasculaire, du système digestif, des défenses immunitaires et du système nerveux, un vieillissement des cellules et une possible prise de poids.

La résistance au stress varie d'une personne à l'autre, certains savent mieux le gérer notamment parce qu'ils utilisent des techniques de gestion du stress. *Voir p. 63 "Dimension mentale" de l'Etape 2-Je déstocke mes graisses (Programme Harmonie Santé).*

Surpoids et risques santé

Trop de kilos encrassent l'organisme qui peine à éliminer et à fonctionner correctement. A la longue, cette surcharge induit des dysfonctionnements, des dérèglements puis des pathologies, liées aussi à la consommation d'aliments industriels néfastes à la santé (apport de toxines dangereuses).

Exemples de pathologies liées au surpoids

Diabète de type 2, hypertension, calculs biliaires et autres problèmes à la vésicule, dyslipidémie (anomalie des taux de lipides dans le sang), essoufflement, sueurs, apnée du sommeil, arthrose du genou, goutte, problèmes cardiovasculaires (insuffisance cardiaque, arythmie, AVC…), cancers hormono-dépendants (chez les femmes, cancer de l'endomètre, sein, ovaire, col de l'utérus, chez l'homme, cancer de la prostate…) et cancers du système digestif (côlon, vésicule biliaire, pancréas, foie, rein), baisse de fertilité, lombalgie, phlébite, reflux gastro-œsophagien.

Impact de l'encrassement sur le corps :

Les aliments industriels font grossir : ils apportent beaucoup de graisses et sucres cachés, de mauvais lipides, des calories cachées et des toxines dont certaines ne peuvent pas être éliminées par l'organisme. Le corps surchargé s'encrasse et élimine difficilement, des troubles surviennent, puis des pathologies d'élimination, puis des maladies dont certaines peuvent être malignes.

Qu'est-ce qu'un aliment industriel transformé ? C'est un aliment qui a été pollué et qui a subi des processus de transformation qui dénaturent leurs molécules alimentaires. Par exemple tous les blés (même BIO) sont des variétés hybrides ayant subi des transformations génétiques.

La production de masse utilise engrais, pesticides, herbicides, fongicides, les animaux sont vaccinés, reçoivent des hormones, antibiotiques, médicaments, calmants, tranquillisants, ne mangent souvent plus d'herbe mais du soja et du maïs OGM, idem pour les poissons qui mangent des farines animales, etc.

Pour le transport et la conservation, les aliments subissent l'irradiation par rayonnement ionisant pour détruire des micro-organismes et bactéries avec des rayons X, pour freiner le mûrissement, etc.

La préparation (transformation) s'effectue avec des additifs (colorants, conservateurs, émulsifiants, gélifiants, épaississants, exhausteurs de goût, etc.) dont certains seraient cancérigènes, certains étant uniquement ajoutés pour rectifier l'effet d'autres additifs ! Les aliments sont hydrogénés, pasteurisés, lyophilisés, soufflés, allégés…

La cuisson : les produits sont cuits à trop haute température et trop brutalement (créant la glycation et la réaction de Maillard), les huiles sont raffinées à 260°C…

Impact physiologique : ces molécules alimentaires modifiées deviennent dangereuses, vos enzymes digestives ne peuvent pas les réduire correctement, c'est pourquoi elles agressent la paroi intestinale. Si elles ne peuvent pas la traverser, ces toxines développent un microbiote de putréfaction dans le côlon, alors qu'il vaut mieux une flore de macération issue de fruits, légumes, légumineuses.

Si ces toxines parviennent à traverser la paroi de l'intestin, elles vont dans le sang, vos cellules immunitaires les capturent et les apportent à un émonctoire (poumon, rein, sphère ORL, peau…) qui les élimine, mais certaines ne peuvent pas être éliminées et restent dans le corps où elles altèrent la survie de vos cellules.

Ces toxines créent des pathologies d'élimination : colopathies ou maladie de Crohn pour le côlon – acné, eczémas, psoriasis pour la peau – asthme ou bronchite pour les bronches – angines, sinusites, otites, conjonctivite allergique etc. au niveau des muqueuses buccales et nasales, auditives, pharyngées, conjonctivales, etc.

Et aussi l'obésité, la cataracte, les migraines, l'autisme, la tendinite, le vieillissement prématuré, l'hypoglycémie. Certaines maladies peuvent être malignes et progressent lentement : diabète, Parkinson, ostéoporose, hypercholestérolémie, arthrose, goutte, schizophrénie, ostéoporose, fibromyalgie, spasmophilie, dépression nerveuse endogène (mélancolique), cancers, Alzheimer…

L'efficacité de votre processus d'élimination : il varie selon vos facteurs génétiques, votre capacité d'élimination et degré d'encrassement, votre style de vie. Si vous transpirez ou faites du sport, vous éliminez les toxines « éliminables » par la peau et la respiration, les gaz volatils issus des protéines végétales sont rejetés en acide carbonique. Avec l'âge, la capacité d'élimination s'amoindrit. Rappelez-vous aussi que certaines toxines ne sont pas éliminables par le corps, car elles sont incompatibles avec notre biologie (voir plus haut).

Conclusion : le corps est une véritable station d'épuration capable de s'auto-nettoyer, mais ne l'encrassez pas trop car il a ses limites. Evitez les produits industriels pollués et transformés qui font grossir et rendent malade à plus long terme.

Les bases de l'alimentation

Pour maigrir et rester mince à vie, il ne s'agit pas de supprimer les sucres et les graisses (60% de votre cerveau est de la graisse !) mais de respecter la règle des 3 points : équilibrer son alimentation, manger des produits de qualité et en quantité égale à ses besoins. N'oubliez pas : l'alimentation est notre première médecine !

Pourquoi mange-t-on ?

Pour vivre, nous devons respirer, boire et manger. Mais saviez-vous que vous devez manger les 7 molécules alimentaires qui correspondent à vos 7 molécules humaines ?

De quoi est composé votre corps ?
Vos milliards de cellules contiennent des molécules en perpétuelle activité, vos cellules se subdivisent constamment en cellules filles (jusqu'à leur mort programmée), ce travail nécessite de l'énergie : votre organisme va pomper ce carburant dans les aliments et dans l'oxygène que vous respirez, car ce gaz permet les réactions biochimiques de vos cellules.

Quelles sont les 7 molécules humaines ? Le corps humain est composé de 7 molécules : EAU (65 à 70% du poids du corps) – MINERAUX (chlore, fer, potassium, etc.) et oligo-éléments présents en petite quantité (zinc, cuivre, silicium, sélénium, manganèse, etc.) – VITAMINES – PROTÉINES – GLUCIDES – LIPIDES – ACIDES NUCLÉIQUES que sont l'ADN qui contient votre information génétique et contrôle votre information cellulaire, et l'ARN.

Quelles sont les 7 molécules alimentaires que l'on doit manger ?
Pour manger équilibré, vous devez consommer les 7 mêmes molécules alimentaires que celles de votre corps, c'est-à-dire : boire de l'eau et manger les 5 familles d'aliments : glucides, protides, lipides, vitamines et minéraux, l'ADN/ARN étant dans tous les aliments car ils sont vivants.

Toute déviation dans un sens ou dans l'autre va créer un déséquilibre qui génère carence ou excès, qui va impacter votre santé, votre silhouette, puis votre mental car tout est lié.

Votre corps contient aussi 100 000 milliards de bactéries vivantes qui terminent certaines digestions, fabriquent des vitamines, facilitent l'assimilation des minéraux, transforment certains médicaments pour les rendre opérationnels, et qui jouent un rôle dans le système immunitaire, ces bactéries sont utiles et préservent l'intestin des agressions pathogènes.

Les 5 familles d'aliments au quotidien

Chaque jour, pour manger équilibré, vous devez consommer les 7 molécules alimentaires qui correspondent à vos 7 molécules humaines = Eau + lipides + glucides + protéines + vitamines + minéraux + ADN contenues dans les aliments.

Pour simplifier, on ne mentionne pas l'eau qui est un liquide ni l'ADN/ARN présents dans les aliments, et l'on cite simplement les 5 familles d'aliments : lipides + glucides + protéines + vitamines + minéraux.

A quels aliments correspondent ces 7 molécules, ou plutôt ces 5 familles ?

ADN

Les aliments comme les fruits et légumes sont des organismes vivants, ils contiennent donc de l'ADN : nous mangeons les gènes du blé, de la tomate, de la banane, etc. même si l'ADN n'est jamais mentionné dans la composition des aliments. L'ADN est dans votre assiette, attention car si vous mangez du maïs non BIO, vous mangez des OGM, idem pour le soja, etc.

Glucides ou hydrate de carbone.

1 g = 4 kcal. Ce sont les sucres, amidon/féculents servant de carburant à vos cellules.

Besoins quotidiens = 50% de votre apport alimentaire/jour.

On distingue les sucres rapides et lents, mais ce qui importe pour le poids, c'est surtout l'index glycémique de l'aliment.

L'index glycémique (IG) mesure la transformation des glucides d'un aliment en glucose, la valeur du glucose est évaluée à 100. Plus l'IG est élevé, plus l'absorption du glucose fait monter la glycémie (taux de sucre dans le sang), et plus il tend à faire grossir, sauf si vous le dépensez immédiatement en effort. Tous les glucides sont absorbés dans le sang environ 25 à 30 mn après leur absorption à jeun, le pic de glycémie apparaît à peu près en même temps pour tous les glucides simples ou complexes.

Sucres simples dits rapides, goût sucré, IG élevé > 70 : ils sont rapidement stockés par l'organisme. Si vous ne les utilisez pas en énergie, ils font vite grossir :

- Fructose : certains fruits ont un IG élevé (ce fructose étant associé à d'autres nutriments qui favorisent sa bonne assimilation, il ne fait pas grossir, sauf en excès), miel, sirops d'agave, de maïs, sucreries, pâtisseries, sodas, glaces, jus de fruits industriels concentrés, cocktails, boissons gazeuses, etc.
- Lactose (galactose et glucose) : sucre d'origine animale, lait, produits laitiers, charcuterie…
- Maltose : céréales, pain, bière, whisky…
- Saccharose (sucrose) : sucre de canne, betterave, sucre blanc raffiné, sirop d'érable…

Aliments à IG élevé = font grossir. Par exemple les aliments raffinés : riz blanc, semoule raffinée, pain blanc, baguette, pâtes blanches, farines blanches, céréales industrielles, viennoiseries, biscuits, galettes de riz soufflé, sodas, boissons gazeuses…

Ce qui augmente l'IG : le raffinage des aliments (farine blanche, pâtes blanches…) et la cuisson (ex. pommes de terre trop cuites) font monter l'IG d'un aliment qui au départ a un IG bas ou modéré.

Sucres complexes dits lents, goût non sucré, IG bas < 55 (amidons, féculents…), lentement assimilés. Ce sont les produits céréaliers : pâtes, riz, pain, maïs, blé, tubercule, farine, seigle, orge, avoine, épeautre, légumineuses : haricots blancs et rouges, petits pois, lentilles, pois chiches, pois cassés, flageolets, soja…, pommes de terre (IG élevé si elles sont très cuites ou en purée), salsifis, biscuits, châtaignes, graines de tournesol, sésame, etc.

IG modéré ou bas, à privilégier : les aliments non transformés et non raffinés sont meilleurs à la santé, tels le riz complet, riz basmati, pain complet, farines complètes ou non blanches, pâtes complètes al dente, céréales complètes, sarrasin, quinoa, légumineuses, chocolat noir, certains fruits, légumes, oléagineux (amandes, noix…).

Bon à savoir : dans un plat, mieux vaut mixer un farineux faible avec une protéine forte, et un farineux fort avec une protéine faible :

Farineux forts : riz, pâtes, avoine, épeautre, blé, orge, seigle, pain complet, sarrasin, millet, maïs…

Amidons faibles : biscottes, pilpil, boulgour, flocons de céréales, potimarrons, potirons, pommes de terre, patates douces, châtaignes…

Un féculent ne fait grossir que si vous en mangez trop et y ajoutez sauces et graisses, s'il est raffiné ou trop cuit. Pour maigrir, mieux vaut le prendre à midi que le soir.

Lipides – graisses animales ou végétales

1g = 9 kcal.

Besoins quotidiens = 20 à 30 % de votre apport alimentaire quotidien, soit 40 g à 90 g/jour. Si l'apport est supérieur à 35%, c'est la prise de poids !

Il existe des acides gras saturés et insaturés :

Les acides gras saturés – Mauvaises graisses, plutôt animales, à éviter : votre corps les synthétise naturellement, vous n'avez donc pas vraiment besoin d'en apporter par l'alimentation. Dans les produits industriels, elles ont été montées à trop haute température et sont dénaturées. Elles sont difficiles à brûler et se stockent dans le tissu adipeux. En excès, elles augmentent le taux de mauvais cholestérol (LDL). Ex. : huile de palme/coco/arachide, viande, charcuteries, lard, saindoux, graisses animales, margarine, œufs, viennoiseries, plats industriels, lait et produits laitiers dont beurre, fromages, desserts (mieux vaut au lait cru).

Les acides gras insaturés – bonnes graisses, à privilégier : mono-insaturés, Oméga 9 : noix, noisettes, amandes, avocat, olives, huiles de tournesol, de carthame, d'olive, d'arachide, de sésame, de tournesol... huile olive/colza, graisse de canard ou d'oie, fruits oléagineux, cacahuètes, amandes, avocats...

Les acides gras polyinsaturés appelés acides gras essentiels car le corps ne les fabrique pas, vous devez donc les apporter par l'alimentation. Ils sont utiles pour brûler les graisses et aident le corps à éliminer l'eau :

- Oméga-3 : soja, noix ; Huiles (2 cuillères à café/jour) de lin, de colza, de noix, de soja, d'onagre, de bourrache, de canola ; Poissons gras sauvage, 100 à 150g : hareng, sardine, maquereau, saumon, truite, thon rouge/blanc, huile de poisson... ; Algues ; Graines de chanvre, le soja, colza, légumes verts à feuille (mâche, choux, laitue) ; Fruits oléagineux...

- Oméga-6 : maïs, canard, huiles (1 cuillère à soupe/jour) de pépin de raisin, de tournesol, de carthame, noix, soja, maïs, canard, graines de tournesol, de sésame, de citrouille, courge ; Huiles d'olive, de tournesol, de soja, de pépins de raisin, de germe de blé, de maïs, de noix, de sésame, d'arachide, de carthame ; Pignons déshydratés ; Noix, noix du Brésil non blanchies ; Beurre de sésame ; Arachides rôties dans l'huile ou à sec ; Beurre de graine de tournesol... ; Œufs de poules mangeant des graines de lin ; Viande (les animaux ne mangeant presque plus d'herbe mais du maïs et soja qui contiennent des omégas 6)... En excès, les omégas 6 sont négatifs pour la ligne car ils favorisent le stockage des graisses et la cellulite.

Rapport = consommez 1 oméga-3 pour 5 oméga-6 car ils sont en compétition dans votre biologie. Attention, l'alimentation française apporte 1 oméga-3 pour 15 à 20 oméga-6 ! Trop d'omégas 6 favorisent l'obésité de génération en génération et un terrain inflammatoire (mal de dos, arthrite...). D'une manière générale, il faudrait donc miser plus sur les oméga-3.

Mineraux – sels minéraux et oligo-éléments

0 Kcal. Besoins quotidiens = Ils ne sont pas fabriqués par le corps et doivent être apportés par l'alimentation tous les jours car ils sont éliminés par les urines. Attention, le raffinage et la transformation alimentaire font perdre ces valeurs nutritionnelles aux aliments.

Carences (selon la substance en déficit) : elles génèrent insomnies, diabète, acné, arthrose hypertension, spasmophilie, peau sèche, crampes, dépression, nervosité, transpiration excessive, manque de souffle, chute cheveux, infections fréquentes, cicatrisation lente...

Les sels minéraux :

- Calcium : eau minérale, oeufs, fruits et légumes sec (lentilles), salade, persil, pissenlits, cresson, épinards, fenouil, brocolis, lait, produits laitiers
- Chlore : sel, charcuterie, endives, carottes, aubergines, épinards, tomates, pommes de terre
- Fer : abats, gibiers, viandes, coques, moules, poissons gras, légumes, salades, persil, cresson, pissenlits, épinards, légumineuses, fruits secs, chocolat, datte, vin
- Magnésium : céréales complètes, légumes verts et secs, oléagineux, bananes, épinards, noix, gingembre, fruits secs, chocolat, fruits de mer, certaines eaux minérales
- Phosphore : lait, produits laitiers, pain, viande, poisson, fruits de mer, oléagineux, céréales, légumes secs, champignons, fruits secs, ail, gingembre, petits pois
- Potassium : fruits frais et secs, légumes frais et secs, légumi-

neuses, noix, pommes de terre, avocat, persil, céréales complètes, viande, poisson, chocolat, gingembre, champignons, épinards, cassis
- Sodium : sel, pain, fromage, charcuterie, aliments industriels, eaux minérales, céleri-rave, fenouil, pissenlits, épinards, betterave rouge, navets…

Les oligo-éléments :
- Chrome, anti-obésité (essentiel pour le métabolisme du glucose et des graisses, régule le taux de sucre dans le sang) : céréales, légumineuses, oléagineux, viande, fruits de mer, pommes de terre, persil, tomates, épinards, groseille, prunes, raisins, potiron
- Cobalt. : viandes, fruits de mer, produits laitiers, oignons, tomates, raisins, épinards, brocolis, poires…
- Cuivre : fruits de mer, foie, céréales, curry, noix, champignons
- Fluor : fruits de mer, algues, thé, eaux minérales, épinards, radis, asperges, oignons, laitues
- Iode : fruits de mer, poisson, algues, sel iodé, haricots verts, ail, oignon, radis, ananas, poireaux, oseille, aubergines
- Manganèse : légumes verts, céréales, soja, noix, pignons, thé persil, oseille, châtaignes
- Molybdène : céréales, sarrasin, germe de blé, légumes verts, foie, ail, oignons, abricots, céleri-rave
- Sélénium : fruits de mer, poisson, algues, champignons, céréales, viande, champignons, ail, oignons, endives, poireaux, figues sèches, pêches
- Silicium : céréales, légumineuses, amandes, pommes, bière, ortie
- Soufre : viande, produits laitiers, œufs, ail, oignon, chou, poireaux, radis, navet, brocolis, cresson, noix
- Zinc : fruits de mer, viande, pissenlits, céréales, légumineuses, ail, germe de blé, noix, noisettes, laitages.

Protéines / protides

1 g = 4 kcal.

Besoins quotidiens = 12 à 15% de votre apport alimentaire quotidien, soit 0,6 à 1,3 g/jour par kilo de poids (ex. 36 à 78 g de protéines par jour pour une personne de 60 kilos). Si vous prenez 1 protéine animale, 1 seule par jour suffit.

Protéines animales = protéines fortes : viande 2x/semaine, poisson/crustacés 2 à 3 x/semaine – œufs 2 à 4x/semaine, produits laitiers (fromages…).

Protéines végétales = protéines faibles tous les jours : légumineuses, céréales complètes, champignons, soja, algues, tempeh, seitan, tofu, sésame, amandes, noisettes…

Bon à savoir : dans un plat, mieux vaut mixer une protéine forte avec un farineux faible, et une protéine faible avec un farineux fort.

Personnes ayant besoin de plus de protéines : enfants, femmes enceintes, qui allaitent, malades, sportifs, personnes très actives ou en surmenage.

Une alimentation pauvre en protéines peut entrainer une prise de poids car le foie ne produit pas assez d'albumine, un déficit en albumine peut générer gonflements, rétention d'eau ou œdème. Elle peut aussi créer la fonte des muscles, fatigue, troubles circulatoires, hypotension, infections à répétition, ostéoporose, baisse de la vue, ongles cassants, chute de cheveux…

Vitamines

0 Kcal. Vitamine signifie « indispensable à la vie », du latin *vita*. Besoins quotidiens = Fruits frais, crudités et légumes croquants tous les jours ! Les besoins varient selon l'âge, le sexe, les conditions de vie, l'activité physique et intellectuelle. Les besoins augmentent en cas de surmenage, de grossesse, d'alcool, de drogue, de maladie, de convalescence, de traitement médical, d'activité sportive…

Ou les trouver ? Fruits, légumes crus ou peu cuits, jus frais de fruits et de légumes :

- Provitamine A : Carottes, persil, cresson, abricots secs, épinards, oseille, navets, cerfeuil, pissenlits, fenouil…
- Vitamine B1 : Germes de céréales, légumineuses, noix, amandes, pâtes, riz, noix de cajou, noix de pécan, petits pois, noisettes.
- Vitamine B2 : Fruits secs, céréales, épinards, champignons, persil, gingembre.
- Vitamine B3 : Champignons, épinards, asperges, légumineuses, noix, céréales complètes, dattes fraiches, gingembre, abricots secs.
- Vitamine B5 : Champignons, avocats, noisettes.
- Vitamine B6 : Choux, maïs, pommes de terre, céréales, ail, noix, noisettes, bananes, châtaignes, poireaux, poivrons
- Vitamine B6 : Soja, lentilles, noix, blé, avoine, céréales complètes, cassis, avocats, petits pois, champignons, haricots verts.
- Vitamine B9 : germes de blé, cresson, épinards, tomates, bananes.
- Vitamine B12 : Céréales, légumes, fruits, soja, algues.
- Vitamine C : Agrumes, framboises, cassis, kiwis, persil, piments, poivrons et tous les végétaux frais, goyave.

- Vitamine D : champignons, céréales.
- Vitamine E : amandes, noix, noisettes, céréales complètes, germes de blé, fenouil.
- Vitamine K : épinards, choux, brocolis, salades, céréales, légumes verts.

Bon à savoir : consommez vos fruits et légumes dès qu'ils sont coupés ou pressés car les vitamines s'oxydent à l'air et à la lumière et sont détruites à la chaleur.

Mangez vos légumes crus ou croquants, ne les gardez pas longtemps au réfrigérateur, achetez peu et souvent pour manger frais, de préférence non traités ou BIO pour éviter les doses de pesticides et autre polluant, préférez-les de saison, et de production locale.

Eau

0 Kcal. Besoins quotidiens = on dit qu'il faut un apport d'environ 2 litre/jour dont une partie est apportée par les aliments (surtout les fruits et légumes), les 1,5 litre/jour restant étant apportés par les boissons thé, café, jus de fruits, potages, tisanes... En réalité, il faut boire selon ses propres besoins qui varient chaque jour. Buvez plus si vous prenez des médicaments, si vous êtes convalescent, s'il fait chaud, si vous êtes plus actif que d'habitude, si vous avez beaucoup transpiré, si vous avez mal à la tête, si vous avez bu de l'alcool, si vous êtes fatigué...

L'eau minérale ou de source est excellente car elle contient des minéraux, mais aussi des bicarbonates, des sulfates, etc. Vérifiez vos besoins personnels car certaines eaux peuvent être contre-indiquées dans certaines pathologies. Attention, les personnes âgées ne ressentent parfois pas la soif alors qu'elles ont besoin de boire. Petite astuce : se planifier des moments dans la matinée et l'après-midi pour « prendre un verre ».

Où sont les fibres alimentaires ? La cellulose présente dans les fruits, légumes, salades et céréales aide le corps à bien éliminer le reste des aliments après la digestion, ce qui évite l'encrassement de l'organisme.

Digestion-Assimilation-Elimination

Le but de la digestion est de transformer les grosses molécules des aliments que vous mangez en fines molécules pour que ces nutriments puissent traverser la paroi de l'intestin et rejoindre le sang pour aller nourrir vos cellules, le reste étant éliminé par les selles et les urines.

Étape 1 – digérer

La salive entame la digestion, plus vous mâchez, meilleure est la digestion et l'absorption ! Les molécules alimentaires sont dégradées par les enzymes et les sucs digestifs de la bouche (salive) à l'estomac jusqu'à l'intestin grêle.

Étape 2 – absorber

Les fines particules alimentaires (micronutriments) issues de la digestion traversent la paroi de l'intestin grêle et sont absorbées dans le sang, et dans la lymphe pour les graisses. Le sang les distribue ensuite à toutes les cellules du corps.

Étape 3 – éliminer

Dans le côlon aussi appelé gros intestin, le microbiote (flore bactérienne) digère le reste des aliments, bactéries mortes, pigments biliaires et autres substances, qui sont rejetés ensuite par les selles. Les fibres facilitent le transit.

Bon à savoir : tout ce que vous mangez sert à faire fonctionner les cellules de votre corps et de votre cerveau, sauf les toxines qui ne peuvent être éliminées, qui polluent et créent des pathologies d'encrassement puis des maladies. Choisissez des aliments de qualités car « Tu es ce que tu manges ».

Les vitamines et minéraux stimulent les enzymes, les aliments en contiennent naturellement mais la transformation industrielle les élimine en grande partie.

Poids idéal et calcul des calories

Un poids idéal est un poids dans lequel on se sent bien, on parait bien et qui offre une bonne santé. Devenir très mince peut vous convenir esthétiquement mais si votre santé est fragilisée (problèmes de dents, de cheveux, d'ongles, de peau, de fatigue, de frilosité, etc.), il se peut que votre alimentation et ce poids-là ne vous conviennent pas, peut-être avez-vous des carences, votre poids n'est pas « idéal » mais « idéalisé ».

Ne cherchez pas la norme mais VOTRE NORME ! Mieux vaut être soi-même que ressembler à un mannequin de magazine qui ne vous correspond ni physiquement, ni socialement. Point trop de kilo n'en faut, mais si vous gardez quelques rondeurs, c'est peut-être tout en votre honneur !

1. Calculer votre poids idéal

Plusieurs formules de calcul existent, ces indicateurs de poids ne sont qu'une référence. Le poids est un repère et plusieurs critères doivent être pris en compte dans son calcul, comme la taille, sexe, âge, ossature (poids de vos os car certains ont les os plus lourds que d'autres), musculature, le muscle étant plus lourd que la graisse, masse graisseuse, activité physique ou intellectuelle en raison des besoins d'efforts, lieu de vie, saison (un peu plus de graisse en cas de froid), femme enceinte, convalescence, facteurs hormonaux…

L'IMC – Indice de Masse Corporelle

IMC = poids divisé par la $(\text{taille})^2$. Exemple d'une personne d'1,65m, pesant 60 kg :

$$(\text{taille})^2 = 1{,}65 \text{ m} \times 1{,}65 \text{ m} = 2{,}72 \text{ m}^2.$$

$$\text{IMC} = 60 \text{ kg divisé par } 2{,}72\text{m}^2$$

$$\text{IMC} = 22 \text{ kg/m}^2.$$

Ce poids est acceptable compte-tenu du tableau de référence (*voir encadré p. 38*).

L'IMC évalue les risques de surpoids ou de maigreur et est valable pour les adultes de 20 à 65 ans (pas pour les femmes enceintes, qui allaitent, ni pour les sportifs ou personnes très musclées aux indices différents).

IMC (kg/m²)	Interprétation
< 16,5	Vous souffrez de dénutrition sévère, il y a danger.
16,5 – 18,5	Vous êtes touchée par la maigreur.
18,5 – 25	Vous êtes à un poids de forme, de santé - Corpulence normale.
25 – 30	Surpoids.
30 – 35	Obésité, votre santé est en danger.
> 40	Obésité sévère, obésité morbide.

L'IMC ne donne pas d'indication sur la répartition des graisses, qui, si elle est surtout concentrée sur le ventre, élève le risque de diabète et de maladies cardiovasculaires. L'IMC n'évalue pas le poids et la masse des os ni des muscles ou de la masse adipeuse, il est donc peu utile aux sujets musclés ou de forte ossature.

L'IMG – Indice de Masse Graisseuse

C'est une mesure du poids par rapport à la taille, âge, sexe. L'IMG permet de mesurer en pourcentage la quantité de graisse détenue par notre corps, pour différencier la masse graisseuse de la masse musculaire. Cet indice prend en compte la taille, poids, âge et sexe (non valable pour les enfants, personnes âgées, sportifs de haut niveau).

Calcul de la masse graisseuse dans le corps (IMG) :
Formule femme en %

IMG = (1,2 x IMC) + (0,23 x âge) - (10,83 x 0) - 5,4.

Ex. femme de 40 ans mesurant 1,65 m, 60kg, donc IMC de 22 :

(1,2 x 22 IMC) = 26,4.
(0,23 x 40ans) = 9,2.
(10,83 x 0) = 0.
IMG = 26,4 + 9,2 - 0 - 5,4.
IMG = 30,2 %.

Conclusion : IMG 30,2 normal, à la limite d'un excès de masse graisseuse.

Formule homme en %

IMG = (1,2 x IMC) + (0,23 x âge) - (10,8 x 1) - 5,4.

Ces normes sont à titre informatif et doivent être utilisées conjointement avec le calcul de l'IMC et d'autres facteurs. *(voir encadré p. 39)*

Le tour de taille, répartition du poids

En complément de l'IMC, il est révélateur du risque santé encouru car on distingue l'*obésité gynoïde* (la masse grasse est plutôt dans les hanches et cuisses) avec surtout des problèmes articulaires et d'insuffisance veineuse, cette graisse est difficile à éliminer – et l'*obésité androïde* (la masse grasse est surtout à l'abdomen, au cou) très dangereuse pour la santé avec des problèmes de diabète, d'hypertension, des troubles cardio-vasculaires. Le tour de taille est donc révélateur des facteurs de risques.

On parle d'obésité abdominale quand le tour de taille femme est supérieur à 88 cm, le tour de taille homme est supérieur à 102 cm.

Le rapport tour de taille / tour de hanches

Cette mesure apporte une précision sur la répartition du gras dans le corps et permet de détecter l'obésité centrale, synonyme de risques cardio-vasculaires.

Formule : tour de taille divisé par tour de hanches.
Ex. 80cm : 100cm = 0,80.
Pour une femme, le rapport est élevé s'il est > à 0,85, pour un homme, s'il est > à 0,90.

L'IMA – Indice de masse adipeuse

Cet indice mesure l'excès de graisse. Il est basé sur la mesure de la circonférence des hanches et la grandeur.

Indice de Masse Graisseuse (IMG)

Femme	
< 25%	Maigreur
25 à 30 %	Normal
> 30%	Excès de masse grasse
Homme	
< 15%	Maigreur
15 à 20 %	Normal
15 à 20%	Excès de masse grasse

Toutefois, il n'a pas encore fait ses preuves et n'est pas encore très utilisé en médecine.

Afin d'évaluer l'existence de facteurs de risque de maladies liées au surpoids, un bilan sanguin est conseillé, surtout le dosage des lipides.

2. L'équilibre besoins = dépenses

Pour maintenir votre poids ou éviter d'en prendre, les calories que vous ingérez doivent être égales à vos dépenses. Tout surplus d'énergie (excès de calories) sera stocké.

Avoir un bon métabolisme : le métabolisme est primordial car il correspond aux réactions chimiques qui s'opèrent dans vos cellules, ces transformations brûlent des calories, l'énergie utilisée provient des nutriments et de l'oxygène respiré. Ainsi, vos cellules peuvent travailler pour que vous puissiez digérer, respirer, ajuster votre corps aux températures, etc. Plus le métabolisme est rapide (vitesse contrôlée par la thyroïde), mieux vous brûlez et éliminez ce que vous mangez, moins vous stockez.

La performance du métabolisme influe sur le poids : son efficacité dépend de la génétique (certains sont chanceux !), de la performance des enzymes (les fruits et crudités, vitamines et minéraux les stimulent), du niveau d'encrassement (l'accumulation des déchets et toxines freine l'élimination), de l'activité physique et intellectuelle quotidienne (plus vous êtes actif, plus votre métabolisme est stimulé et performant), de l'état mental et affectif (en général, le stress augmente l'appétit et le goût pour le sucré), des variations de température (votre corps consomme plus de calories pour s'ajuster et maintenir sa température intérieure).

Facteurs ralentissant le métabolisme : excès festifs répétés, trop de sucres et de graisses, sédentarité, insuffisance d'exercice, surpoids, l'âge (le métabolisme baisse avec les années)...

Boostez votre métabolisme : les aliments non traités ou BIO riches en vitamines (surtout B) et minéraux stimulent les enzymes et optimisent le métabolisme des protides, lipides et glucides : foie de veau, céréales complètes, légumineuses, légumes verts (épinards, asperges, brocoli, salades). Faites un peu d'exercice au quotidien. Pas de grignotage entre les repas, évitez de manger trop gras, trop sucré, trop transformé pour alléger votre système digestif.

Bon à savoir : plus vous êtes sédentaire et vivez dans un appartement bien chauffé, plus votre besoin calorique est faible. Plus votre activité physique ou intellectuelle est intense, plus il fait froid, plus votre besoin calorique augmente.

3. Calcul des calories quotidiennes

Les dépenses quotidiennes varient en fonction des besoins quotidiens, elles correspondent à deux types d'énergie utilisée : les dépenses fixes (manger, respirer, digérer, dormir...) et les dépenses variables (activité physique, efforts intellectuels, adaptation au climat, gestion du stress...).

Facteurs influant sur la dépense énergétique – nous ne sommes pas tous égaux devant l'absorption des calories notamment pour des raisons héréditaires. Résumons :

- Le poids : plus il est important, plus vous sollicitez d'énergie pour conserver votre poids.

- La taille : plus vous êtes grand, plus votre corps a besoin d'énergie.
- L'âge : plus vous prenez de l'âge, moins vous dépensez de calories et plus vous avez de masse grasse. Après 65-70 ans, il est rare de changer de poids et ce n'est pas souhaitable.
- Les niveaux d'hormones : les variations hormonales influent sur la capacité à brûler les calories, la performance du métabolisme baisse à la ménopause, la masse musculaire diminue et la masse graisseuse augmente. Idem pour l'andropause (qui est moins brutale).
- Le sexe : les hommes ont une masse musculaire plus importante, ils ont un Taux Métabolique Basal (TMB) supérieur à celui des femmes, et stockent moins de graisse.
- La composition corporelle : plus vous êtes musclé, plus votre Taux Métabolique Basal est important et moins il y a de graisse dans le corps, ex. : sportifs, hommes, personnes musclées.
- La restriction nutritionnelle : plus on impose de restrictions alimentaires au corps, plus le métabolisme baisse, donc plus la capacité à brûler l'énergie baisse. Sauf contre-indications médicales, mieux vaut ne pas exclure de familles d'aliments de ses repas.
- L'action dynamique des aliments : digérer, absorber les nutriments génère une dépense énergétique qui varie selon la nature des nutriments ingérés : digérer des protides consomme plus d'énergie que digérer des lipides ou des glucides.
- La thermorégulation : toute variation de température au-dessus ou en dessous de 20 ou 22°C entraine un besoin de production d'énergie du corps pour lutter contre le froid ou contre le chaud.
- L'activité intellectuelle ou physique augmente votre dépense calorique.
- La réaction face au stress, la souffrance intérieure créent un déséquilibre émotionnel, un dérèglement du fonctionnement du métabolisme et des besoins d'adaptation, résultant souvent en une prise de poids pour se protéger de l'agression, surtout les femmes (ou plus rarement une perte de poids).

Calcul des besoins caloriques quotidiens : plusieurs méthodes existent pour mesurer votre besoin en calories. Pour une personne moyennement active, l'apport calorique quotidien est estimé à :

- Adolescent : 2.700 Kcal
- Femme : 1.500 à 2.000 Kcal selon l'activité
- Femme enceinte : 2.200 Kcal
- Homme : 2.100 à 2.800 Kcal selon l'activité
- Sportif : 3.000 à 6.000 Kcal ou plus selon l'intensité et le type d'activité (jusqu'à 12.000 Kcal lors d'un triathlon !).

Autre méthode de calcul calorique prenant en compte la taille – pour un homme d'1,75m.
Homme sédentaire : Taille – 100 x 35.
Besoins énergétiques 175 – 100 x 35 = 2.625 kcal/j.
Homme sportif : Taille – 100 x 40.
Besoins énergétiques 175 – 100 x 40 = 3.000 kcal/j.

Estimations de dépenses en kcal, selon l'effort, la durée, la distance, etc.
144 par heure : faire la vaisselle
200 à 400 par heure : faire du vélo
250 à 600 par heure : faire ses courses à pied (selon la distance)
200 pendant 20 mn : nager, danser, football
350 à 600 par heure : course à pied
150 par 30 mn : passer l'aspirateur, bricoler
400 par heure : jardiner
300 à 1200 par heure : monter les escaliers
240 par heure : marche lente
520 par heure : marche rapide
400 à 600 par heure : faire l'amour

Plus vous êtes actif, plus votre métabolisme est stimulé et performant, mieux vous brûlez et éliminez, moins vous stockez et mieux vous maitrisez votre poids.

STOP aux calories vides ! Ce sont des aliments pauvres en micronutriments.

Calories vides = font grossir. A éviter ! Si vous mangez peu de calories quotidiennes mais qu'elles sont « vides en micronutriments », vous prendrez des kilos. Pourquoi ? Parce que plus les aliments sont transformés industriellement, allégés, pasteurisés, hydrogénés, raffinés, filtrés, cuits…, plus ils offrent une valeur énergétique très élevée en sucres cachés, en mauvaises graisses et très pauvre en micronutriments (vitamines, minéraux, oligo-éléments) utiles à vos cellules, moins ils rassasient, plus vous en mangez pour vous rassasier.

Ces aliments sont de mauvaise qualité, ils entrainent le déséquilibre alimentaire et les carences en fibres, oligo-éléments, vitamines, ils encrassent le corps qui stocke plus et qui peine à éliminer, ce qui génère la prise de poids, le diabète, les maladies cardio-vasculaires…

Ex. d'aliments à calories vides et inutiles : yaourt et produits laitiers allégés, céréales raffinées ou allégées, pain blanc, baguette, pain de mie blanc, pâtes blanches, farine blanche, sucre blanc, riz blanc, plats préparés, sodas, confitures, huiles industrielles, mayonnaise, frites, chips, pizzas, hamburger, glaces, restauration rapide, viennoiseries, aliments panés, huiles, jus de fruits concentrés, etc. Donc évitez ces produits allégés, raffinés, pasteurisés, hydrogénés, lyophilisés, soufflés, grillés…

Calories pleines = ne font pas grossir ! Ce sont les aliments naturels, complets, non traités ou BIO. Plus ils sont naturels et frais, plus ils sont riches en micronutriments et offrent des calories pleines, de bonnes graisses, des fibres, utiles à votre organisme pour son fonctionnement. Ces aliments permettent l'équilibre alimentaire, vous en mangez moins car ils sont plus nourrissants et rassasient plus vite, ils ne font pas grossir (sauf pris en excès).

Ex. d'aliments à calories pleines et utiles : céréales complètes, riz complet, pâtes complètes ou semi-complètes, pain intégral, fruits et légumes de saison, poissons sauvages, viandes fermières d'animaux nourris sans OGM, œufs BIO, miel, huile vierge de 1ère pression à froid, fromages et yaourts au lait cru, beurre cru, quiche ou pizza ou tartes aux légumes ou pâtisseries maison à base de produits entiers, complets, non traités ou BIO…

Stop aux régimes restrictif à effet yoyo !

Un régime pauvre en calories, ou qui supprime certains aliments (par ex. graisses, sucre, fromage…) ou qui n'exige que certains produits (ne manger que des fruits, ou que des protéines…) revient à une privation d'autres aliments. Dans la durée, ces « régimes restrictifs » sont inefficaces et favorisent même la reprise de poids après le régime. De plus, ils s'effectuent sans préparation mentale, sans travail psychologique en amont du régime et sans aucun suivi après le régime.

Les 5 raisons d'échec aux régimes privatifs :

1. Tout interdit crée un cercle vicieux : Interdit alimentaire (restriction) = Sensation de manque = Frustration (l'interdit) = Désir alimentaire = Compensation (lâchage) = Culpabilité (sentiment de non capacité à tenir le cap) = Fort risque d'échec.

2. Plus on impose de restrictions alimentaires au corps, plus le métabolisme baisse, plus sa capacité à brûler l'énergie emmagasinée devient faible. Supprimer des catégories d'aliments aboutit à des privations et à des carences qui risquent de placer votre organisme en mode réserve : Restriction alimentaire = carence alimentaire = déclenchement de défense.

3. Le corps a une mémoire : les cellules graisseuses du corps peuvent se multiplier et s'éliminer. Le fait de prendre du poids (surtout en peu de temps) favorise cette multiplication de cellules graisseuses. Après avoir maigri, SANS reprogrammation complète et profonde, le corps cherchera toujours à retrouver son poids initial (surpoids), c'est l'effet yoyo.

4. Ces régimes s'attaquent aux conséquences du surpoids, pas aux causes. Le problème n'est pas considéré dans sa globalité, l'hygiène de vie de la personne, sa santé, ses problèmes psychologiques, affectifs et émotionnels, sa capacité à faire de l'exercice sont ignorés. Ils sont entamés sans réflexion profonde en « amont » de la décision du régime, sans engagement dans la durée, ni recommandations de comportement de vie.

5. Un régime restrictif altère parfois les croyances alimentaires et des comportements inadaptés. Par exemple,

certains savent que les aliments pris le matin sont mieux assimilés, mais ils traduisent « manger de tout le matin ne fait pas grossir », ce qui est trompeur car si l'apport calorique est trop riche et déséquilibré par rapport aux besoins, vous grossirez quand même.

De même, penser que le riz et les pâtes font grossir est faux, les asiatiques en mangent à tous les repas et ont peu de graisse. Ce n'est pas l'aliment qui fait grossir mais sa surconsommation et son association avec les sauces et autres lipides (gruyère râpé, sauce tomate industrielle contenant du sucre...) et le fait de les consommer trop cuits, et au diner plutôt qu'au déjeuner.

Causes psychologiques d'échec

On n'échoue pas parce qu'on ne vaut rien, on échoue parce que l'on est fâché avec soi-même. Les gros utilisent la nourriture pour se protéger de sentiments, de pensées qu'ils ne se sentent pas capable d'affronter ou qu'ils n'ont pas envie d'affronter. On mange mal par laisser-aller, par flegme, par manque de respect envers son corps et donc envers soi-même.

On échoue aussi parce que l'on utilise un mauvais schéma de pensée : pour réussir dans la durée, ce n'est pas la volonté qui va vous aider à maigrir, mais la modification de votre façon de penser et d'être, en vous réconciliant avec vous-même. Rien ne sert de vous « imposer » de maigrir car cela reviendrait à vous infliger une contrainte basée sur un interdit, qui génèrerait une frustration, puis une envie compensatoire, et un jour on re-craque, il faut à nouveau de la volonté pour recommencer à arrêter, etc.

Même avec toute la bonne volonté du monde, cette volonté ne durera pas toute la vie. Ce n'est pas la volonté (s'obliger à maigrir) mais « l'envie » d'être une autre personne qui est source de réussite, c'est le désir profond de retrouver son équilibre, de devenir désirable. Cette véritable identité intérieure pourra perdurer toute la vie puisqu'elle sera « vous ». C'est cet accord avec vous-même qui sera votre moteur vers une belle silhouette à vie.

La perte de poids définitive passe par le règlement de votre problème existentiel, psychologique et surtout philosophique (votre vision et conception de la vie).

En conclusion : ne commencez jamais un régime sans vous être préparé mentalement car le cerveau et le cœur sont les moteurs de votre comportement. Sans travail psychologique ni connaissance nutritionnelle de base, un régime surtout privatif est voué à l'échec. D'ailleurs, saviez-vous que « régime » signifie « régir, diriger » ? Au sens propre, il s'agit donc d'apprendre à diriger votre vie, y compris philosophiquement.

LE PROGRAMME HARMONIE SANTE

Fini les effets yoyo ! Notre Programme Harmonie Santé vous propose une approche globale en 4 étapes, dont le but ultime est la non-reprise définitive de vos kilos grâce à une certaine hygiène de vie et au respect de vous-même.

Les 4 étapes du Programme Harmonie Santé

Étape 1 – Je décide de maigrir = préparation mentale via un bilan et des tests de motivation pour maigrir une fois pour toute.

Étape 2 – Je déstocke mes graisses = perte de 3 à 6 kg/mois pendant 2 à 3 mois grâce aux Menus Radical Détox.

Étape 3 – Je consolide mon poids = perte de 2 à 4 kg/mois pendant 3 à 6 mois grâce aux Menus Silhouette Détox.

Étape 4 – Je crée ma nouvelle philosophie de vie et la pratique au quotidien, je sais gérer mes excès festifs occasionnels.

L'idéal est de perdre vos kilos de manière progressive afin d'éviter de les reprendre par la suite. Soyez patient.

Pour réussir le programme, adoptez le bon schéma de pensée !

Essayez de maigrir dans le plaisir. S'il s'agit d'une contrainte, vous culpabiliserez et rechuterez. Vous n'êtes pas là pour vous punir ou vous juger mais pour réussir à devenir une nouvelle personne. Vous allez aussi devenir un consommateur averti capable de choisir des aliments de qualité et de savoir les cuisiner sans polluer votre organisme.

Au départ, vouloir perdre du poids impose une reconstruction à la fois de ses habitudes alimentaires et de son mode de pensée.

Tout changement réussi implique un effort sur soi-même, une détermination, une forte résolution et une transformation intérieure. Tel le Phoenix, vous allez renaître de vos cendres.

Votre approche va conditionner votre succès sur le long terme. Votre tête et votre cœur doivent être en harmonie avec vos actes.

Ne pensez pas : je dois maigrir = obligation = contrainte = frustration… Cela reviendrait à vous imposer un devoir de maigrir, à une interdiction de manger. Vous vous forceriez à maigrir en éprouvant probablement un sentiment de frustration pouvant entrainer un besoin de compensation ultérieur. CONTRAINTE = risque de RECHUTE !

Pensez plutôt : J'ai envie d'être mince, de me plaire et de plaire, de devenir une nouvelle personne = désir intérieur = motivation. Une envie profonde de changer est un bien meilleur moteur. Votre tête et votre cœur vous guideront naturellement vers une décision claire, fondée et durable sans sensation de privation, avec un sentiment d'accomplissement, de satisfaction et de progression sur vous-même pour un résultat durable car PLAISIR = SUCCES !

La meilleure façon de se débarrasser des kilos superflus consiste :

- à mieux manger,
- à se dépenser
- et à gérer son équilibre général (et non pas à se priver) !

Étape 1 : je décide de maigrir

Bilan personnel et motivations

A qui s'adresse cette étape ? A ceux qui aimeraient maigrir définitivement mais ne sont pas convaincus d'y parvenir.

Le but de cette étape est d'établir si vous êtes vraiment motivé à devenir la personne que vous voulez être : à la fin de cette étape, vous devez « avoir envie » de devenir mince pour la vie.

L'objectif est double : comprendre votre problème de surpoids via un Bilan et évaluer votre capacité à pouvoir changer définitivement votre mode de vie actuel.

Combien de temps dure cette étape ? Le temps qu'il faut pour que vous puissiez vous comprendre et vous motiver, accepter et décider de votre nouvelle vie.

Le surpoids est le résultat d'une mauvaise alimentation, mais surtout d'un déséquilibre entre plusieurs dimensions de vie, entre l'affectif, le psychisme et la dépense physique. N'oublions pas que le corps et l'esprit sont liés ! Pour maigrir et retrouver un poids normal, il faut donc rééquilibrer ces 3 paramètres physique-mental-nutrition.

Pour préparer votre défi personnel comme les athlètes préparent leur succès, voici d'abord :

1. Un bilan pour identifier l'origine de votre surpoids et vos freins actuels.
2. Puis des tests pour déterminer vos motivations à maigrir car avant de prendre une nouvelle direction de vie, il faut savoir où vous allez, la direction doit être claire.

Renoncer à être gros, c'est accepter de devenir une autre personne !

Les exercices ci-après peuvent dévoiler vos défauts, vos faiblesses. Vous allez devoir abandonner l'image que vous vous étiez créée, par exemple celle de la gentille personne qui plaît aux autres car elle est aimable. Cette éventuelle rupture avec le passé peut déstabiliser.

Maigrir va entrainer un changement de perception de vous-même car quand vous mincissez, au départ, les autres vous félicitent et vous congratulent, puis ils vous traitent comme tout le monde puisque la majorité des gens (environ 70 %) a un poids normal, alors qu'une personne en surpoids est hors norme. Vous existiez à travers votre différence, votre obésité vous protégeait. En mincissant, vous allez devenir comme la majorité des gens, vous allez surtout devenir une nouvelle personne physiquement, psychologiquement et socialement. Dans cette démarche d'amincissement, ne vous jugez pas, vous êtes là pour vous améliorer, progresser intérieurement et mieux profiter de la vie (la malbouffe, le grignotage n'était que la conséquence de la cause cachée de votre problème existentiel). Cette 1ère Etape est donc déterminante pour réussir cette transformation intérieure, ne la négligez surtout pas !

Bilan – identification de votre problème de poids

Pour comprendre les causes de votre surpoids, nous vous proposons 5 actions : un bilan de santé, un bilan psychologique, un bilan de vie, un test de comportement alimentaire, et enfin un test sur les causes de votre surpoids et de vos freins personnels.

1. Je fais un bilan de santé avec un médecin

A travers un diagnostic et des analyses sanguines, il pourra déceler un éventuel déséquilibre hormonal, des carences nutritionnelles, des risques de pathologies particulières, de diabète ou de cholestérol. Il pourra identifier les éventuels antécédents médicaux ou problèmes particuliers, vous aider à établir votre poids idéal (et non pas idéalisé) et estimer votre perte de kilos réaliste par rapport à votre corps, âge, sexe, type de vie. Si besoin, il vous conseillera une nourriture adaptée en cas par exemple de troubles cardiaques, de diabète, de cholestérol, d'ostéoporose ou autres pathologie qui imposent certaines recommandations ou restrictions alimentaires.

2. Je fais mon bilan psychologique

Évaluez vos caractéristiques personnelles. Il existe plusieurs profils d'obèses, les personnes actives aiment être responsables et autonomes, les personnes passives préfèrent recevoir des ordres, des instructions, des interdits, certains disent « j'ai besoin d'être fliqué, qu'on me dise ce que je dois faire ». Déterminez ci-dessous votre niveau d'autonomie par rapport aux autres :

1. Estime de soi. Plus vous vous estimez, plus vous vous sentez digne d'être aimé des autres.

- Sur une échelle de 1 à 5 (la plus haute estime), l'estime que je me porte est de ....

2. Volonté – avez-vous besoin d'une aide extérieure pour réaliser des choses, par exemple pour réussir à maigrir dans la durée :

- Je pense pouvoir maigrir seule avec une méthode solide et structurée
- J'ai besoin de l'aide d'un professionnel
- Je peux avancer seule mais ai besoin d'encouragement (d'amis, groupe, famille...)
- Je ne pourrai y parvenir qu'avec la contrainte

3. Diriger sa vie – quelle est votre contribution aux évènements de la vie ?

- Mes réussites et déboires dépendent en partie de moi et de la chance, de la destinée
- Mes réussites et mes déboires ne dépendent pas de moi, mais du hasard ou de la volonté des autres personnes
- Mes réussites et mes déboires ne dépendent que de moi seul

4. Mes conduites impulsives, incontrôlables et préjudiciables (nourriture, achats, vols...)

- J'en ai fréquemment
- J'en ai parfois
- Je n'en n'ai pas ou pas vraiment

5. Suis-je capable de décider ? Attendez-vous le dernier moment pour décider, préférez-vous laisser faire les choses ou vous plier à la volonté d'un autre ou des autres, regrettez-vous souvent vos choix...

- Décider m'est assez facile, cela ne me pose pas de problèmes
- Décider m'est souvent difficile
- Décider m'est quasi impossible

6. Accepter ou lutter contre les contraintes (obligations, respect de règlements, rapport hiérarchiques politiques, gestion de mes comptes...)

- Je déteste les contraintes
- Les contraintes m'énervent, mais j'arrive à faire avec
- J'aime que les choses soient organisées, planifiées...

Tirez ici votre propre conclusion personnelle pour dégager votre propre profil :

....
....
....
....
....
....

Cet exercice vous apprend à vous découvrir ou en tous cas à le formuler.

3. Je réalise mon bilan de vie

1. Sur une feuille, reportez vos réussites, vos échecs et ce que vous aimeriez accomplir.

Mon bilan de vie au :
.... (date).

Mes échecs : *Ex. : Régimes à répétition – perte d'emploi – divorce – problèmes familiaux – problèmes relationnels – pas encore propriétaire de mon appartement – je change de partenaire trop souvent – je m'arrive pas à communiquer clairement* :
....
....

Mes réussites : *Ex. : Mon Bac – mon permis de conduire – fait de bonnes études – mon mariage – mes enfants – un bon job – j'ai plein d'amis – je suis douée pour planifier les vacances – capable d'aider les autres, on me demande souvent mon avis* :
....
....

Mes désirs, envies... : Ex. : *Etre plus désirable – me marier – avoir des enfants – passer plus de temps à m'occuper de moi – faire plus de shopping avec mes copines – avoir une maison – voir plus d'expos, aller plus au cinéma – être moins victime du regard des autres, changer de job*
....
....

2. Puis dégagez-en un objectif de vie à court ou moyen terme :

Mes objectifs à court et moyen terme :...................(date butoir).

Personnel : *perdre xx kg – faire du sport – déménager – m'occuper plus de mes enfants ou de moi-même – établir des projets de sorties ou de week-end – m'inscrire à un club de danse...*
....
....

Professionnel : *chercher un nouveau job – faire une nouvelle formation – monter en compétence – mieux gagner ma vie – travailler moins – être plus politique avec mes supérieurs et mes collègues pour avoir de meilleures relations de travail...*
....
....

Travail intérieur (moyen pour atteindre vos objectifs personnels et socio-professionnels) : *pratiquer le détachement émotionnel, apprendre à mieux gérer mon temps, être moins jaloux ou envieux, éviter les conflits relationnels, être plus ouvert aux idées de l'autre même si elles me sont désagréables, apprendre à écouter les autres, être plus patient, penser positif.*
....
....

Valorisez-vous, fouillez dans votre passé ou votre présent, vous trouverez sûrement des choses petites ou grandes que vous avez réalisées et qui sont tout à votre honneur, ne les sous-estimez pas. Imposez-vous !

4. J'évalue mon comportement alimentaire

Voici quelques questions pour mieux comprendre votre attitude face à la prise des aliments. Répondez sincèrement, sans vous juger, l'objectif est de cerner le problème.

1. Etes-vous régulier dans la prise de vos repas ? OUI – NON.

- Je prends au moins 3 repas par jour.
- Je mange de façon très irrégulière, aléatoire.
- Je ne mange pas vraiment de véritable repas.
- Autres

2. Mangez-vous entre les repas ?
OUI – NON – PARFOIS – SOUVENT.

- Si oui, combien de fois par jour
- Les aliments hors repas représentent la moitié de mon alimentation quotidienne.
- Quel type d'aliment préférez-vous : sucré, salé, gras, etc.

3. J'ai des aliments interdits ou tabous : OUI – NON.

- Je culpabilise quand je mange des aliments tabous, ces aliments sont.......... (ex. gâteaux)
- Je me sens un peu coupable.
- Je ne me sens pas du tout coupable.

4. Par peur de prendre du poids, je pratique l'abstinence : OUI – NON.

- Je m'abstiens tous les jours.
- Je m'abstiens une fois par semaine.
- Je m'abstiens plusieurs fois par semaine.

5. La nourriture est une obsession : OUI – NON.

- J'y pense tout le temps.
- J'y pense assez souvent dans la journée.
- J'y pense parfois.

6. Je ne sais pas résister, j'abuse sur les quantités : OUI – NON.

7. Je mange (parfois) en cachette, j'ai honte que l'on me voit : OUI – NON.

8. Je dérape sur les quantités : OUI – NON.

- Quand je suis seule.
- Quand je suis en famille.
- Quand je suis au restaurant, avec des collègues, des amis…
- Lors d'invitations (je ne résiste pas aux buffets…)
- Autres

9. Je mange trop vite : OUI – NON.

- Tout le temps.
- Parfois.
- Cela dépend du type de repas et de mon entourage.

- Cela dépend de mon humeur ou de mes problèmes du moment.
- Autres

10. Je perds le contrôle de mon alimentation, je craque :

- Quand je suis contrariée (frustration, colère, suite à une dispute, si je me sens victime d'une situation ou de quelqu'un…).
- Quand je vis des émotions importantes (joies, satisfaction…).
- Quand je m'ennuie (sensation de vide…).
- Pour me punir de choses que j'ai mal faites, que je n'arrive pas à maitriser, qui me dépassent, que je ne veux pas regarder en face…
- Autres

En conclusion de vos réponses aux 10 questions ci-dessus, dégagez votre profil (Ex. : je grignote entre les repas, je préfère les aliments sucrés, je culpabilise quand je mange des aliments interdits, j'ai beaucoup d'aliments interdits, je mange trop quand je suis seule et que je m'ennuie, etc.)

À votre avis, pourquoi vous comportez-vous ainsi ? (ex. je n'aime pas faire face à mes problèmes, manger me permet d'oublier ma situation, la nourriture me permet de combler un vide dans ma vie, j'ai trop faim, je ne réfléchis pas). Ces réponses reflètent votre comportement actuel. Récapituler votre attitude revient presque à tenter de répondre à « pourquoi suis-je devenu gros, à qui est-ce la faute, puis-je rectifier cette situation … »

5. TEST – Causes et freins de mon surpoids

Mes causes personnelles

Pour prendre conscience de votre situation, cochez les raisons suggérées ci-dessous. J'ai pris du poids parce que (plusieurs raisons peuvent coexister) :

- Je n'ai pas le temps de manger équilibré, je grignote, j'aime la malbouffe.
- Ma situation de couple se dégrade, suite à mon divorce, à une séparation…
- Je fais face à un ou des déceptions amoureuses à répétition
- J'ai des problèmes avec mon ou mes enfants .
- J'ai des problèmes relationnels en société, je ne rencontre pas les gens que je veux.
- J'ai de la difficulté à avoir un enfant.
- J'ai perdu un être cher (enfant, parents, conjoint, ami proche…)
- J'ai des soucis au travail, j'ai perdu mon emploi.
- J'ai des problèmes d'argent.
- J'ai arrêté de fumer.
- Je bois de l'alcool tous les jours (apéritif, repas, soirée…)

- J'ai des problèmes sexuels.
- Je vais déménager ou je viens de déménager.
- J'ai arrêté le sport, je n'ai pas le temps de faire de l'exercice, mon travail est sédentaire.
- Je n'ai pas de connaissance sur la nutrition ni l'hygiène de vie.
- J'ai pris l'habitude de me laisser aller dans la vie, je ne me sentais pas concerné.
- J'ai trop de stress, je ne sais pas le contrôler, je ne sais pas gérer mes émotions.
- Je suis hypersensible, je suis timide, j'ai mes petites habitudes.
- Je n'arrive pas à obtenir ce que je veux dans ma vie.
- J'ai toujours des ennuis.
- Ma vie est déséquilibrée, mon mode de vie ne me convient pas, je n'ai pas 1 minute à moi.
- Je n'aime pas me remettre en question, c'est la faute des autres.
- Je ne me sens pas reconnu pour ce que je fais.
- Je ne me sens pas très aimé ou apprécié.
- Je suis en période de puberté, de ménopause ou d'andropause.
- Autre raison : laquelle ?

Quels sont mes freins ?

Savez-vous pourquoi vous n'avez jamais réussi à perdre « définitivement » votre surpoids ? Il y a toujours une raison. Voici quelques questions pour éviter de répéter les mêmes erreurs.

Freins précédemment rencontrés pour maigrir – Interrogez-vous sur vos propres limites :

- J'ai essayé plusieurs régimes restrictifs et j'ai repris du poids à chaque fois
- J'aime manger, je suis très gourmande, je ne peux pas résister !
- Je n'aime pas que l'on m'impose ce que je dois faire
- Je ne tiens pas un régime dans la durée, trop dur !
- Ma relation à la nourriture est compliquée
- Dès que j'ai des contrariétés, je me jette sur ce que j'aime bien et qui me fait grossir
- Je ne peux pas me passer de grignoter entre les repas
- Je n'aime pas faire du sport. Bouger, ce n'est pas mon truc ...
- J'ai toujours plein de repas d'affaires, je vais souvent au restaurant, on sort beaucoup...
- Je m'ennuie dans ma vie et retombe toujours dans le besoin de compensation
- Je suis rancunier et n'aime pas pardonner, je vis avec des remords
- J'ai eu de la bonne volonté mais comme ça n'a pas tenu, j'ai baissé les bras
- Je n'avais jamais réalisé que mes sentiments influaient sur mon corps
- Je n'avais jamais analysé les causes de mon surpoids

- Je n'avais pas assez de recul sur moi-même
- Je ne savais pas que je pouvais être acteur de mon propre équilibre de vie
- Je ne voulais peut-être pas voir la réalité en face
- Je n'étais pas vraiment conscient de l'importance du poids sur ma santé
- Je ne savais pas que les toxines encrassaient le corps et favorisaient le stockage de graisse
- Je ne sais pas équilibrer mes besoins caloriques par rapport à mes dépenses physiques, je ne connais même pas mon poids idéal…
- Autre

Ne craignez pas de déconstruire votre passé pour mieux construire votre avenir !

Maintenant tirez votre propre conclusion et prenez un peu de temps pour réfléchir à comment vous débarrasser de vos freins qui ne sont que le fruit de votre pensée. Etre conscient permet l'éveil et l'amélioration de votre attitude.

Ne confondez pas causes et conséquences ! Vous mangez mal, trop et trop vite, vous grignotez entre les repas, vous n'avez pas le temps de faire du sport, votre job ne vous permet pas d'avoir des repas équilibrés ou à des heures régulières, vos finances vous forcent à acheter des produits bas de gamme, etc.

Tout cela n'est pas la cause de votre surpoids, c'est la conséquence d'un état. Par ex. vous êtes désorganisé, vous avez des problèmes affectifs que vous préférez cacher parce qu'au fond, cette attitude vous apporte un certain confort et protection, vous avez peur d'être jugé, etc. Pourtant, rien n'est une excuse, la façon dont vous menez votre vie est votre propre choix.

Les origines de votre surcharge pondérale peuvent être faciles à détecter : laisser-aller, sédentarité, gouter avec les enfants, grignotage devant la télévision, trop d'apéritifs ou de gueuletons avec les copains, plus d'exercice physique depuis longtemps, habitude aux goûts fictifs de la nourriture industrielle. Bref, il est temps de vous poser des questions sur le pourquoi de cette sédentarité et de la perte du goût des bons aliments. Vous pouvez agir avant d'arriver à la hernie hiatale, au diabète ou à devoir changer votre garde-robe...

Les causes sont parfois profondes, compliquées et douloureuses à découvrir : elles peuvent remonter à des situations lointaines, voire à l'enfance sans même avoir eu conscience de la souffrance éprouvée au moment où la douleur fut subie. Peut-être hésitez-vous à analyser ces périodes car elles sont trop encrées à l'intérieur de votre être et vous avez peur d'aller vers l'inconnu. Mais serez-vous heureux ainsi toute votre vie ? A un moment, il faut voir la réalité en face et se libérer du fardeau.

Etes-vous en surpoids parce que vous venez d'une famille d'obèses ? Si oui, alors mincir pourrait devenir synonyme de rupture avec la famille car cela pourrait être interprété comme voulant rompre avec ceux qui vous aiment comme vous êtes (gros) : en maigrissant, vous leur dites qu'ils ont tort de vous aimer (gros) puisque vous ne vous aimez pas vous-même (gros) et acceptez de devenir une autre personne (mince). Attention aux manipulateurs voulant vous garder dans leur cercle de gros !

Prenez le temps qu'il faut pour réfléchir à votre mode de vie et de pensée actuels et analyser vos excès. Fini le laisser-aller, la faiblesse, la victimisation… N'ayez pas peur d'une remise en question intime, qui va vous juger ?

Quels que soient vos dérèglements, vous trouverez toutes nos solutions psychologie-physique-nutrition en ETAPE 2 du Programme Harmonie Santé.

Quelles motivations pour maigrir ?

Votre Bilan personnel désormais terminé, voyons maintenant vos véritables motivations à atteindre un poids idéal et à le maintenir à vie. Utilisez les boîtes à questions pour vous aider.

Fixez-vous un objectif de poids idéal, réaliste et atteignable !

TESTS – Mes raisons pour maigrir définitivement

Comprendre votre profonde intention à maigrir est déterminant pour votre succès long-terme quelle qu'en soit la raison. Un poids idéal est un poids dans lequel vous et votre corps vous sentirez bien et dans lequel vous serez en forme.

Motivations pour maigrir et devenir moi-même – Je désire perdre du poids et changer ma philosophie de vie pour :

- Que l'on m'aime.
- Me plaire à moi-même car je n'ai guère d'estime de moi actuellement.
- Me sentir mieux dans ma peau et en société, avoir plus confiance en moi.
- Avoir l'air plus jeune.
- Sauver mon couple.
- Avoir l'air plus désirable, pouvoir séduire.

- Ressembler à une star ou une amie super canon.
- Garder mon métier qui exige une apparence mince.
- Maigrir, c'est l'occasion de me purifier des erreurs du passé.
- Pouvoir manger sans culpabiliser.
- Réduire mes risques santé, de diabète, de cholestérol…
- Avoir une meilleure digestion.
- Supprimer mon mal de dos et des articulations.
- Pouvoir mieux profiter, reprendre le sport, mieux voyager…
- Je viens d'accoucher et souhaite retrouver ma silhouette.
- Je viens d'arrêter de fumer.
- Maintenir ma silhouette alors que j'entre en ménopause.
- Avoir plus d'énergie.
- Etre en meilleure forme, en meilleure santé.
- Vivre plus longtemps (en évitant de me créer des maladies).
- Retrouver la personne que j'étais avant.
- Avoir une meilleure qualité de vie, stimuler mon bien-être.
- Prouver aux autres ou à moi-même que je peux maitriser mes envies et mon engagement.
- Me regarder dans le miroir et être fière de moi.
- Progresser intérieurement sur mes capacités à mieux appréhender mes problèmes.
- Autre raison : laquelle ou lesquelles ?

Conseil : concentrez-vous sur votre santé et sur « qui vous voulez être » plutôt que sur l'image que vous voulez donner aux autres : être soi-même est une valeur plus sûre que plaire aux autres, ce qui est subjectif et donc risqué. La solution définitive à votre problème de poids ne viendra pas de l'extérieur mais de l'accord que vous parviendrez à obtenir de vous-même.

Le risque d'échec est fort si vous considérez que les évènements ont des causes indépendantes de vous-même, si vous raisonnez en termes de CONTRAINTE, en position de victime, si vous estimez que votre vie, vos succès, vos échecs ne sont pas de votre grâce mais ont des causes extérieures à vous, si vous n'avez pas de volonté autonome. Vous aurez tendance à basculer de la contrainte à la révolte => vous percevez les méthodes amaigrissantes comme imposées et luttez contre la décision de maigrir, sans réaliser que c'est contre vous-même que vous êtes en lutte ! Dans ce cas, vous préférerez sans doute l'aide d'un praticien pour vous prendre en charge dans la démarche de perte de poids.

Le risque de réussite est grand si vous considérez que vous influez sur le cours de vos évènements, si vous raisonnez en termes de DECISION, si vous êtes en position de capacité d'agir, si vous pensez pouvoir influer sur le cours de votre propre existence => vous percevez les méthodes amaigrissantes comme des solutions positives intégrées à votre mode de vie et de pensées. Vous êtes plus à même de suivre une méthode par vous-même et de régler vos problèmes y compris existentiels.

Maintenant, je vais devoir m'aimer !

Voici quelques conseils importants.

Connaissez-vous l'exercice du miroir ? Une personne en surpoids n'aime pas son corps, elle le rejette, le déteste, ne voit que ce qui ne va pas. Pourtant, tout corps a ses atouts. En petite tenue devant la glace, observez votre corps, découvrez les courbes galbées et formes que vous trouvez jolies, agréables à regarder (fesses, reins, taille ou hanches, cuisses, poitrine, visage, silhouette générale...).

Finalement, tout n'est pas vilain et certaines parties sont mêmes valorisantes. Vous voyez désormais ce que vous ne voyiez pas avant, ce qui permet de s'accepter, de se respecter et d'avoir envie de travailler sur son physique (ex. perdre la culotte de cheval), sur son alimentation (ex. manger mieux, prendre 1 brûle-graisse) et sur son mental grâce à un nouveau regard sur soi.

L'estime de soi est importante pour s'aimer et aimer les autres et trouver votre équilibre intérieur. Il va vous falloir devenir autonome, penser par vous-même et devenir acteur de votre vie, c'est-à-dire être moins dépendant des autres, vous aurez moins besoin de vous réfugier dans la nourriture.

Arrêtez de regarder dans le rétroviseur, on ne refait pas le passé, apprenez à regarder l'avenir qui s'offre à vous.

Augmenter sa conscience d'exister augmente la confiance en soi : aidez-vous de techniques de relaxation, de méditation, de yoga, etc. En même temps, observez la façon dont vous vivez, devenez plus conscient de qui vous êtes, de vos valeurs personnelles.

N'oubliez jamais que ce que vous ressentez se répercute sur votre corps, donc sur votre poids, sur la qualité de votre peau, sur la forme de vos rides, etc. Le mental influe sur l'apparence physique.

Exercice pour augmenter la conscience de soi : 10 mn par jour, assis dans une position confortable dans le calme, pieds au sol, tête droite, yeux fermés, isolé du reste du monde.

Respirez calmement et profondément par le nez, écoutez votre respiration, sentez l'air qui pénètre en vous, expirez en douceur mais profondément, concentrez-vous sur vous-même, essayez de ne penser qu'à vous en prenant conscience de votre MOI. Ne pensez plus à rien, seulement à votre être.

Petit à petit, vous allez prendre conscience de l'instant présent, de votre existence d'une manière plus intense (il ne s'agit pas d'un dialogue intérieur, ne commentez pas votre vie !).

Changer votre ancienne vision des choses : au quotidien, essayez de penser par vous-même et non plus comme l'autre voudrait que vous pensiez. Reprenez confiance en vous pour devenir « acteur » et non plus « victime » de votre vie, cette nouvelle approche d'amaigrissement doit être téléguidée par votre mental, non par vos impulsions.

Pensez à maîtriser vos émotions négatives au lieu d'en être spectateur. Garder vos kilos superflus n'enlèvera jamais vos soucis, bien au contraire ! Laissez de côté vos peurs intérieures pour vous focaliser sur les solutions vous amenant à la sérénité grâce à une certaine autonomie de pensée.

Fuyez les pensées négatives du style : « De toute façon, à quoi bon faire des efforts pour maigrir puisque j'ai trop de kilos en trop », ou « c'est peine perdue, je reprendrai sitôt le régime fini » ou « je n'y arriverai jamais »... D'autres y parviennent !

Sachez que plus vous avez des pensées négatives, plus elles vous reviennent en effet boomerang, plus vous fermez les portes, plus vous souffrez, plus vous vous plaignez et plus vous êtes insatisfait, et plus vous continuez de penser négativement parce que vous estimez que ce qui vous arrive est injuste, etc.

« *S'inquiéter, c'est comme prier pour ce qu'on ne veut pas* »
Robert Downey Jr.

Ne perdez pas votre énergie en ressassant vos problèmes. Orientez-vous vers les solutions !

Vous seul détenez les clés pour inverser votre situation dans le sens du positif.

Désormais, vous allez penser : « J'accepte de changer mon attitude dans mes relations, j'arrête d'attendre et j'évince avec calme tout ce qui est inutile et nuisible autour de moi, J'apprends à avoir confiance en moi et en la vie, à trouver mon équilibre, je vais permettre à cette graisse protectrice de me quitter, de s'en aller pour TOUJOURS.

Répétez souvent : « J'ai confiance en moi, je réussi ce que j'entreprends ».

Passage à la phase 2 : si auparavant vos émotions et impulsions guidaient votre comportement, désormais c'est votre mental et votre cerveau (l'hypothalamus) qui vont prendre le contrôle. Vous devenez maître de vous-même, en accord avec votre cœur, avec votre moi profond.

Étape 2 : je déstocke mes graisses

Je perds beaucoup de kilos !

N'entamez cette 2ème étape qu'après avoir profondément travaillé l'étape 1 qui oriente vers un nouveau rapport à la nourriture et à vous-même. Désormais, c'est le désir d'être une nouvelle personne qui pilote, et non plus vos impulsions, sinon, attention à l'effet yoyo !

A qui s'adresse cette 2ème étape ? A ceux qui doivent perdre au minium 10 kg ou plus (si vous ne devez perdre que 4 ou 5 kg, passez directement à l'Etape 3).

Le but de cette 2ème étape est de perdre le plus de poids possible. C'est une phase d'attaque efficace sur un court terme.

L'objectif – il est double :

1. déloger vos graisses en débarrassant votre organisme des toxines et éliminer le surplus d'eau
2. maigrir, grâce aux menus Radical Détox.

Combien de temps dure cette étape ? Quelques semaines ou mois selon le nombre de kilos que vous devez perdre. *Reportez-vous aux Menus Radical Détox p.81.*

Combien de kilos vais-je perdre par mois ? Vous pouvez perdre jusqu'à 3 à 6 kilos par mois et x cm de tour de taille selon votre niveau d'encrassement et votre capacité à éliminer. Plus vos graisses sont ancrées depuis longtemps, plus elles seront longues à déstocker. Passez à l'étape 3 quand vous aurez perdu 15 à 20% de votre total de kilos à perdre, soit environ 2 ou 3 mois de régime.

Les 3 dimensions : pour maîtriser votre poids dans la durée, la clef de la réussite réside dans votre équilibre général. Cette 2ème étape propose donc de travailler sur 3 axes clé : votre mental, votre physique et l'alimentation via nos conseils nutritionnels et Menus Détox.

1. La dimension mentale

J'adopte une philosophie de vie au quotidien ! Si vous vous laissiez porter par la vie en victime de votre surpoids, vous allez ici prendre les manettes. Fini le radeau à la dérive → vous devenez le capitaine du navire et êtes aux commandes, cap sur votre nouvel objectif de vie !

Pour recréer un équilibre au quotidien, il vous faut une certaine philosophie de vie. Vous n'en n'aviez pas ? Vous allez l'édifier. La philosophie est un ensemble de conceptions de la vie et du rôle de l'homme dans l'univers, c'est une manière d'interpréter les évènements, de voir les choses et donc de les vivre. Ces concepts sont basés sur des principes et chacun a les siens. La philosophie permet la réflexion et d'aller vers une certaine sagesse intérieure, donc vers une certaine sérénité, exactement ce dont vous aviez besoin.

Je continue à travailler mon mental : « J'ai confiance en moi et en l'avenir. Je suis maître de ma vie et de mes pensées. Je pense positif même dans les moments difficiles. Je reste dans l'Amour, la tolérance, la fraternité, la solidarité, j'accepte les autres tels qu'ils sont. J'ai envie d'être plus mince, plus désirable, d'être mieux dans mon corps. Je réussi ce que j'entreprends...».

Je préserve mon bien-être – 10 conseils

1. Je suis acteur de ma propre vie. Rien ne sert d'aller contre les évènements. L'idée est de construire vous-même votre route dans la paix intérieure et la confiance. Plus vous serez confiant, plus vous deviendrez le bâtisseur et le créateur de votre vie (au lieu de la subir). Ecoutez votre voie créative intérieure. Souriez à la vie. Comme tout fait boomerang, elle vous sourira en retour !

> *« Tu recevras toujours ce que tu souhaites aux autres. Si j'agis en bonté, je recevrais de la bonté, si j'agis avec de la méchanceté, je recevrai de la méchanceté. Etre heureux n'est pas une affaire de destin, c'est une affaire d'options ou de choix. »*
> Dalaï Lama

Ma tête décide : être bien dans votre corps et maintenir votre poids est lié à votre équilibre. Rappelez-vous que c'est votre cerveau (l'hypothalamus) qui donne l'ordre de l'appétit... Si votre esprit est « perturbé », votre appétit le sera aussi, et si les solutions ne sont pas apportées, le maintien du poids sera difficile. Prendre du recul et solutionner régulièrement vos problèmes permet de libérer les mauvaises énergies souvent stockées en graisse pour se protéger.

Avoir des convictions ou croyances : une voiture sans moteur ne peut aller nulle part. Il en est de même pour vous, si vous n'avez pas de moteur pour vivre, comment voulez-vous avancer ? La sérénité, les croyances, la confiance en soi, la foi font partie des moteurs de la vie, ils rendent plus fort.

Dites-vous : « j'ai confiance en moi et en l'avenir, quoiqu'il arrive je trouverai une solution, quelle qu'elle soit, même si elle n'est pas idéale ou si elle n'est que temporaire ».

Créez des projets même petits ou à court terme, pour vous projeter dans le temps et être actif : planifiez vacances, week-ends, sorties entre amis, picnic ou exposition, conférences…

2. Pour être heureux, je vis le présent car « présent » signifie « cadeau » – Le bonheur ne s'atteint pas à travers le matériel (avoir) mais à travers un « chemin de vie » et de progression intérieure (être au moment présent). Le bonheur est une façon de voir les choses, de les ressentir, de les vivre, de les penser et de les partager maintenant.

Vous ne serez pas heureux parce ce que vous serez mince mais parce que vous réaliserez que vous vivez le moment présent intensément, au moment où vous le vivez, même dans la difficulté. Mieux vaut donc vous aimer maintenant que de vous projeter dans un futur hypothétique lié à une image à atteindre : quand je serai mince, riche, mariée, que j'aurai un bon job, des enfants… Non, le bonheur, c'est maintenant !

3. J'adopte la pensée positive comme mode de réponse au stress. Penser positif ne fait pas maigrir mais contribuera à votre réussite dans la vie y compris dans votre maintien de poids. C'est un état d'esprit. Face à des soucis ou contrariétés, certains paniquent. Or, angoisser ne change pas une situation, elle empire la façon de la vivre.

Ma vision optimiste face à une situation conflictuelle : si vous êtes anxieux ou plein d'incertitude, vous créez vos propres peurs en vous focalisant sur les problèmes, ce qui aggrave la perception, alors que les personnes positives se focalisent sur la solution et y voient plus clair. Essayez de prendre du recul pour mieux analyser la situation, faites un diagnostic et listez les possibilités de sortie envisageables, quitte à les rédiger sur un papier noir sur blanc.

Les personnes de bonne humeur considèrent la forme d'ensemble et ont une vision plus globale leur permettant d'avoir une pensée clairvoyante et inventive, avec plus de recul. Les optimistes vivent en moyenne 19 ans de plus que les pessimistes et avec une qualité de vie nettement meilleure, ils imaginent l'avenir avec davantage d'espoir et augmentent leurs chances de réussite.

Une personne optimiste multiplie ses chances de mieux vivre les épreuves, grâce à la façon de voir les choses et à sa prédisposition à gérer une situation.

« Prends soin de tes pensées parce
qu'elles deviendront des mots.
Prends soin de tes actions parce
qu'elles deviendront des habitudes.
Prends soin de tes habitudes parce
qu'elles formeront ton caractère.
Prends soin de ton caractère parce
qu'il formera ton destin.
Et ton destin sera ta vie »
Dalaï Lama

Mon ancien modèle de pensée → je me focalise sur mes problèmes = peur, angoisses, confusion = problèmes qui durent, solutions compliquées... = je suis victime des aléas de la vie.

Mon nouveau modèle de pensée → on peut entrainer son esprit comme on entraine un muscle, donc je pratique le détachement émotionnel, la prise de recul, l'ouverture aux opportunités et aux changements. Je me focalise sur les solutions possibles = je bénéficie de recul, de clarté, d'optimisme = meilleures décisions = je suis acteur de ma vie.

La nutrition aide le mental : prenez des omégas 3, produits laitiers au lait cru, noix de cajou, moutarde, graines de courges, graines de lin et pour optimiser la fabrication de la sérotonine (hormone du bien-être), mangez-les avec des glucides comme du pain complet, miel, sucre complet, pâtes complètes ou semi-complètes... Evitez les protéines animales au diner.

Je pratique le « contrôle râlerie » : quand vous râlez ou émettez un commentaire négatif, identifiez immédiatement votre dérapage verbal et grondez-vous en remplaçant par : « la situation n'est pas si grave, je suis positif, je m'envoie de bonnes pensées, je vais trouver une solution... ». Choisissez toujours vos mots, leur impact sur votre vie en dépend.

Je préfère les mots du bonheur : par exemple « Mon mari ne me touche plus, il ne me respecte plus, je suis grosse et moche, je n'arrive plus à sauver mon couple, de toute façon, j'ai tellement de kilos à perdre et j'ai essayé tellement de fois, je n'arriverai jamais à perdre mes 22 kg en trop. Je n'ai que des soucis dans ma vie, je ne m'en sors pas » – REMPLACEZ PAR – « Mon poids idéal est 18 kg en moins, j'ai les outils et livres pour travailler sur moi et prendre les résolutions qu'il faut pour mieux gérer ma perte de poids sur les mois qui viennent, même en restant gourmande, d'autres y sont arrivées, pourquoi pas moi ! J'ai envie de retrouver mon équilibre et d'être désirable, je suis capable de plaire et de retrouver une jolie silhouette car je le mérite ».

Arrêtez de penser en victime, renouez avec vous-même et rappelez-vous que vous êtes maître de votre vie, de vos actes et de vos pensées !

Si vous croulez sous trop de tensions, cherchez à les évacuer par de l'exercice physique, des massages, des changements d'idée (week-end, shopping, ...). N'attendez pas le burn-out et prenez-vous en main dès que possible. Pour désencombrer votre vie, libérez vos émotions, vous y verrez plus clair.

En souriant à la vie, vous ferez mieux face aux situations même les plus difficiles. N'oubliez-pas de valoriser aussi ce qui va bien dans votre vie !

4. Je n'oublie pas de rire, c'est bon pour ma santé ! Rire le plus souvent possible et côtoyer des gens gais, regarder des films ou sketchs amusants change les idées et fait du bien. Les bénéfices du rire :

Le rire influence les hormones contrôlant l'appétit (étude présentée à la conférence Experimental Biology à Anaheim).

Le rire augmente les niveaux d'hormones qui jouent un rôle dans l'humeur (bêta-endorphines) et dans le système immunitaire (l'hormone de croissance). Il diminue la pression artérielle.

Des études montrent que le rire augmente le bon cholestérol et l'état des artères notamment chez les diabétiques en réduisant l'inflammation.

Le rire réduit l'hormone du stress (cortisol). Il serait un facteur de longévité.

Le rire est notamment lié à la capacité à comprendre... Il détient donc une place extrêmement importante dans votre approche de la vie car il sert à « com-prendre » (prendre avec, « saisir » en latin) tous les évènements de la vie quels qu'ils soient et peut donc vous aider dans votre démarche de perte de poids.

5. Je pratique le détachement émotionnel, le recul. Vous êtes dépendant de vos émotions ou de l'affection des autres (mère, enfant, mari, amis, patron ou collègues...) ? Cette attitude est souvent liée à une insécurité intérieure ou à une carence affective dans l'enfance ayant entrainé un sentiment d'anxiété.

Or, la dépendance empêche de se prendre en main car elle place plutôt en position de subir la pensée de l'autre. A l'inverse, le détachement émotionnel permet de prendre du recul et de relativiser.

Ce n'est pas de l'indifférence mais simplement une technique mentale de détachement qui permet de mieux gérer les situations et de réduire le stress.

Bénéfices du « détachement émotif » – cette attitude permet : d'avoir une plus grande confiance en soi (d'être moins angoissé) ; Moins se laisser déstabiliser ; Avoir plus de discernement, plus de recul sur les situations, d'y voir plus clair ; Une meilleure visibilité sur les solutions possibles grâce à une réflexion et analyse plus neutre ; D'être capable de prendre les décisions d'une manière plus claire ; D'être plus autonome dans vos responsabilités ; De mieux garder le contrôle de vous-même en situation critique (éviter les colères, les emportements, impulsions...) ; D'être moins fragile, moins vulnérable, moins manipulable ; D'écarter les détails qui n'ont pas d'importance, il permet d'aller à l'essentiel et de gagner du temps dans les solutions...

La technique du détachement affectif : elle est basée sur le lâcher-prise qui aide à gérer vos émotions négatives en les ressentant et en les observant d'abord. Vous pouvez travailler sur certaines questions du type : « Pourquoi suis-je impulsif ? Pourquoi en suis-je arrivé à ces peurs, à ces angoisses ? Comment aimerais-je qu'elles évoluent ? Qu'est-ce qui pourrait s'offrir à moi si je n'étais pas focalisé sur ce problème, cette relation, ce conflit ?

Quand vous vous emportez, quand vous êtes victime d'une émotion, prenez-en conscience et corrigez-vous immédiatement en pensant : « je peux et je dois maitriser mes émotions, je respire d'abord profondément, je prends le temps de digérer le coup, d'y réfléchir et de réagir ensuite » (pas l'inverse) ! Votre pensée prendra le dessus sur votre stress et vous aidera à maîtriser votre poids. Sachez aussi pardonner, chacun a son propre chemin de vie et son propre rythme de progression intérieure.

6. J'accepte la réalité (admettre – reconnaître) ; Pour éviter de culpabiliser et mieux gérer votre vie, votre poids, apprenez à accepter les situations, même non désirées. Ne pas accepter une situation revient à la refuser et comment pourriez-vous régler une chose dont vous refusez d'accepter l'existence ?

Par exemple une personne vivant une frustration, une précarité, la perte d'un être cher qui n'accepte pas la réalité de l'évènement ne pourra pas le gérer objectivement ni faire le deuil. Le problème est alors intériorisé, vous souffrez, ce qui entraine un besoin de combler un vide et c'est le mal de dos, la fatigue nerveuse, la dépression, la boulimie ou le déclenchement du mécanisme de défense (surtout chez les femmes) se traduisant par des kilos. Ces pensées négatives alourdissent et vous somatisez, d'où les expressions « j'en ai plein le dos », « je suis fatigué de tous ces problèmes ».

Accepter la réalité d'une situation même désagréable permet de passer d'une position de victime (position passive) à une position active pour vous protéger et trouver une alternative. Accepter (admettre) un évènement ne vous épargnera pas la souffrance mais réduira l'état et la durée de votre souffrance.

L'acceptation n'est ni une soumission, ni un renoncement, vous allez simplement regarder le problème pour mieux le rectifier. Cette implication suppose l'abandon du passé (même si le souvenir reste), le lâcher-prise et la prise d'initiative. Modifier votre regard sur la situation permet de grandir intérieurement.

Si vous acceptez la réalité de l'évènement, vous vous déchargez de l'attaque qu'il produit sur vous pour passer à l'étape suivante : l'ACTION. Vous ne pouvez pas changer le monde ni les évènements déplaisants, mais vous pouvez changer votre façon de voir les choses et de les vivre.

7. « Changer » signifie opportunité et non pas perte. Un changement est souvent perçu comme une perte notamment parce que l'on quitte quelque chose ou quelqu'un et que l'on doit aller dans une nouvelle direction. L'inconnu fait souvent peur et il est plus facile de se rattacher à ce que l'on avait, que l'on connaît plutôt qu'à s'ouvrir aux opportunités inexplorées, surtout si le changement est imposé, donc non désiré. Or, changer implique d'aller vers une nouvelle direction et donc de commencer à « vivre différemment ».

N'essayez pas de nager à contre-courant de la vie car vos efforts seraient vains. Posez-vous plutôt la question de savoir ce que vous devez faire (agir et non pas subir) pour vous ajuster et réussir ce changement. L'esprit est comme un parachute, il n'est utile qu'ouvert. A chaque changement, essayez de penser « opportunité » et ouverture.

8. Je prends le temps de vivre et je me fais plaisir. Même en menant une vie à 100 à l'heure, pensez à vous accorder des moments de détente, seul, en couple ou à plusieurs. N'oubliez-pas de déguster ce que vous mangez : tout aliment ingéré devrait être vécu comme une bénédiction du ciel, comme une nourriture offerte à vos cellules, à vos neurones, à vous-même. Evitez les discussions qui polluent (politique, crise, argent, guerres, religion, etc. qui divisent et entrainent des disputes) car le plaisir de la table disparait, elles ébranlent l'harmonie et altèrent la qualité d'ingestion et de digestion des aliments : ce genre de situation peut engendrer des acidités au niveau de l'œsophage, des brûlures d'estomac et résulter en un stockage de graisse. Mieux vaut manger dans le calme et la sérénité, la paix, ou les rires, et éviter les sujets qui fâchent.

9. Je n'oublie pas de partager – l'équilibre « donner-recevoir » ; Partager avec autrui donne une raison d'exister et augmente la confiance en soi et par là même, accroit vos chances de maitriser vos kilos. Les personnes qui donnent sont plus heureuses que les autres, elles sont dans le don et se sentent utiles.

Quand nous prêtons attention aux autres, nous sommes moins préoccupés par nous-mêmes. Nous avons tous besoin du regard et de l'avis de l'autre, cela nous situe en société et donne un sens à notre vie. Mais pour recevoir, il faut aussi savoir donner... Plus vous donnez, plus vous recevez.

Apprenez à vos enfants, à votre entourage, à être heureux en partageant les moments simples. La bienveillance, l'équilibre donner-recevoir vous aidera à vous positionner dans la vie et devenir celui ou celle que vous rêvez d'être.

10. Je m'assure d'être inséré socialement – aider les autres, se sentir utile, donner et recevoir contribue à l'état de bonheur et au sentiment d'exister. Cela passe par aider ses voisins, ses amis, être impliqué au travail et dans ses relations avec ses clients ou interlocuteurs, ou avoir une activité dans une association culturelle, professionnelle, associative, un club, un syndicat de copropriété... Essayez de prendre part à une action de groupe où vous aurez un rôle à jouer, une place à tenir...

Insomnie, stress, dépression ? Remèdes naturels

En tisanes, comprimés ou gélules, certains remèdes aident à réguler vos déséquilibres. Vérifiez la posologie et les éventuelles contre-indications ou interactions possibles avec certains médicaments. N'arrêtez jamais un médicament sans avis médical. Un bilan sanguin peut confirmer des carences éventuelles en fer, potassium et magnésium, etc.

Voici quelques conseils :

Plantes calmantes, anxiolytiques : Millepertuis, passiflore, valériane, aubépine (émotivité), houblon, mélisse, mucuna, rhodiole ; relaxant : basilic, sauge, tilleul, camomille.

Nutrition contre la dépression légère ou moyenne : fruits et légumes frais surtout en crudité ou croquants riches en vitamines C, A et E : huile de germe de blé et de soja sans OGM et en 1ère pression à froid, sardines et épinards (coenzyme Q10), bananes, pommes de terre (potassium), le thé vert (antioxydant), Vitamines B surtout B3, B6, B9, B12 aident à la production d'hormones antidépressives comme la dopamine et la norépinéphrine. Vitamine B6 (stabilise l'humeur) : germe de blé, levure, céréales complètes BIO, saumon, viande, abats, foie, banane, noix, lentilles, haricots blancs, soja, graines de tournesol, chou... Omégas 3 : actions antidépressives : huile de poisson, poissons gras, huile de colza, noix....

Oligo-éléments : l'iode (varech, huitres...) agit sur la tyroïde, contre la dépression, booste le métabolisme, aussi le zinc, manganèse...

Contre les effets néfastes du cortisol : ginseng, basilic sacré, ashwaganda.

Evitez les excitants, l'alcool, le café, le tabac, les antidépresseurs ou anxiolytiques qui font grossir (par ex. le lithium).

2. La dimension physique

L'axe physique englobe tout ce qui touche au corps, donc à l'exercice physique, au repos et à se ressourcer, au sommeil, aux techniques de bien-être et à la sexualité. En cas de froid, le corps brûle de la graisse pour maintenir sa température intérieure, donc pour mieux maigrir, évitez de surchauffer vos appartements en hiver, ajoutez un pull !

L'exercice physique

Faire de l'exercice demande de l'énergie que votre organisme extrait des aliments que vous mangez, et si besoin, il va la chercher dans les graisses stockées dans les cellules adipeuses. Votre intérêt est donc de vous dépenser physiquement un peu chaque jour.

Faites la paix avec votre physique : prenez conscience des sensations de votre corps. Pour mieux éliminer et stimuler votre métabolisme et brûler vos graisses, assurez-vous de : pratiquer un petit exercice au quotidien : un petite marche, monter les escaliers à pied, faire ses courses à pied ou à vélo, ces petites dépenses physiques régulières renforcent vos tissus cellulaires et musculaires et évitent le relâchement de la peau durant la perte de poids.

Pratiquer un sport 1 à 2 fois/semaine : allez-y tout doucement et progressivement car le surpoids est mauvais pour le cœur et les articulations, ne forcez jamais. Respirez profondément pour bien libérer vos acides volatiles issus de la digestion. Si vous n'aimez pas le sport, misez sur un exercice quotidien plus important.

Plus d'excuses pour repousser : vous ne trouvez personne pour vous accompagner au club de gym ou au parcours santé, vous estimez que vous n'avez pas le temps, le sport n'est pas vraiment pour vous, vous avez laissé tomber depuis trop longtemps, etc. ?

Votre solution : pensez à ce qui vous attend si vous ne faites rien ! Faites une photo de vous en maillot de bain et prenez votre tour de taille, de hanches et de cuisses, pesez-vous avant de commencer et marchez au moins 2 x 30mn/jour, ou 4 x 15mn. Faites une photo le mois suivant et ainsi de suite pour noter la progression.

Vous ne savez pas tenir vos résolutions ? Vous avez toujours une excuse pour remettre à plus tard votre décision, vous craignez que cela soit un calvaire ? Votre solution : fixez-vous une date butoir pour commencer, quitte à écrire noir sur blanc votre plan de motivation tout en restant réaliste en termes d'effort et de planning. Le surpoids rend vulnérable vis-à-vis des variations extérieures (par exemple aux forces centrifuges dans un bus). Ce corps moins musclé et lourd s'essouffle vite, il est un fardeau en raison de cette soumission aux forces extérieures. De plus, les maladies cardio-vasculaires et le diabète menacent. L'obèse est responsable de sa surcharge pondérable (hormis les cas génétiques, de médicaments faisant grossir ou un dérèglement hormonal), donc il fait du mal à son corps et à lui-même. A l'inverse, faire du bien à son corps revient à se faire du bien à soi-même, c'est une démarche d'exister.

Je reprends conscience de mon corps pour me réconcilier avec lui et l'aimer. Si vous n'aimez pas vous occuper de votre corps, que cela vous est difficile, que vous le détestez, le trouvez laid et que s'en occuper est déprimant et vous dégoûte, surtout ne le négligez pas ! Il n'est peut-être pas parfait aujourd'hui mais seuls l'amour, la douceur et la considération parviendront à le transformer.

Comment ? En vous en occupant, en le chouchoutant, faites l'exercice du miroir pour trouver vos points physiques positifs, offrez-vous des massages drainants ou lymphatiques, des séances de relaxation, méditation, yoga, acupuncture, hypnose si besoin….

Se reposer et se ressourcer

Se reposer : savoir prendre un peu de temps pour soi chaque jour, par exemple le soir après une longue journée est primordial pour évacuer le stress et la fatigue accumulés. Après les tensions au travail ou autre, savoir se détendre est important.

Certains prennent une douche rapide et enfilent un jogging confortable pour la soirée qui n'est rien d'autre que la 2ème et dernière partie de la journée. Si vous pouvez, faites des exercices de respiration, de relaxation ou de méditation qui permettent de rééquilibrer l'énergie, ou massez-vous les pieds devant un bon film.

Se ressourcer : se reposer est une chose, savoir se ressourcer en est une autre. Se ressourcer veut dire « retrouver ses racines », cela consiste à récupérer l'énergie dépensée pour se retrouver soi-même. La nature offre d'excellentes ressources énergétiques naturelles. L'idéal est de marcher tranquillement dans un parc ou au bord d'un fleuve par exemple le week-end, de s'assoir dans l'herbe ou sur des rochers, de toucher les arbres car leur fort taux vibratoire vous apporte de l'énergie positive…

Le sommeil

Une bonne qualité de sommeil permet de se sentir en forme, d'être mieux dans sa peau, ce qui contribue à avoir confiance en soi, l'humeur est bien régulée. Pensez aux tisanes : valériane, passiflore, camomille, tilleul, fleur d'oranger…

Bien-être du corps

Si vous pouvez, accompagnez cette phase de perte de poids par des séances de mésothérapie, d'acupuncture, de techniques drainantes tels les massages drainants ou lymphatiques. Ces soins accompagnent efficacement la perte de poids.

La sexualité

Evidemment vous n'êtes peut-être pas super épanoui avec vos kilos en trop, mais tous les goûts sont dans la nature et il existe une place pour chacun sur terre car la perfection n'existe pas (puisqu'elle est relative). Même si vous n'êtes pas encore super attirant, si vous avez la chance d'être en couple ou de rencontrer un ou une partenaire, surtout profitez-en sans scrupule !

Précédemment, vous étiez dans le contrôle. Là, c'est l'inverse, la sexualité implique de se laisser aller, et ce n'est pas qu'une affaire de pénétration, c'est aussi une question de sensualité, de mise en valeur du corps, d'avoir envie de plaisir, d'en donner et d'en recevoir, ce qui est valorisant. N'oublions pas que le comportement sexuel est en relation avec le système de récompense, un circuit cérébral complexe. Pour partager ces émotions physiques et émotionnelles, il faut donc accepter son corps et s'accepter soi-même, c'est un énorme pas vers le partage. Le plus important est de vivre une expérience de bien-être.

Vêtements – je mets mes rondeurs en valeur sans me boudiner :

À éviter : les matières type élasthanne, vêtements trop petits, extensibles ou sans forme alors que vous en avez, les volumes et couleurs trop fluo. Pas de motifs chargés sur les parties rondes (fleurs, ronds, rayures horizontales…), ne mélangez pas les motifs.

Misez plutôt sur : les matières floues, vaporeuses, formes évasées, légères, voire asymétriques, les lainages fins, les broderies sur le décolleté. Le noir, blanc, marron, gris, ou des dégradés de couleur (le plus foncé sur la partie la plus ronde). Les rayures verticales allongeant la silhouette. Pensez aux accessoires fantaisies, bijoux, sac… sans tomber dans l'excès. Soignez votre coiffure. Tenez-vous droit, soyez fier d'être VOUS !

3. Dimension nutrition

Voici 3 choses que vous pouvez faire :

- Créez d'abord vos outils.
- Découvrez la règle des 10 commandements nutritionnels.
- Apprenez à réguler votre appétit.

Vous n'aurez plus ensuite qu'à suivre les Menus Radical Détox proposés ci-après.

Les outils de ma réussite

Pour ceux qui ont des difficultés à changer leurs habitudes alimentaires, qui ont des fringales, un carnet peut aider à identifier ses débordements alimentaires car une bonne préparation mentale n'apporte pas toujours un self-control parfait dès le début du régime. Trois outils peuvent vous être utiles : la feuille de route, le carnet de conduite alimentaire, ou le carnet de l'explorateur.

Créez votre Feuille de route.

Elle sert à vous fixer des objectifs dans le temps et à valider votre progression. Prenons l'exemple d'une femme de 1,65 m, 73 kg, en surpoids d'environ 13 kg :

- Objectif de poids : déterminez votre poids idéal à atteindre sur un calendrier, par exemple poids de départ 73 kg le 1er janvier, poids à atteindre 60 kg fin mai.

(soit 13 kg en 5 mois).
- Pesez-vous chaque semaine : reportez ensuite votre poids à jeun le même jour de pesée.
- Tour de taille : notez votre tour de taille le même jour de chaque semaine.

Maigrir = manger mieux et moins ! La perte de poids doit être progressive et non brutale.

Le plus dur pour vous va être de prendre de nouvelles habitudes alimentaires et de réduire les quantités. Fixez-vous des objectifs alimentaires atteignables et réalistes, le but n'est pas de se priver mais d'apprendre à se réguler en appréciant chaque repas.

Avant, vous étiez en MODE DANGER : vous mangiez des aliments industriels transformés, raffinés, trop gras, trop sucrés, des OGM… Grâce aux conseils nutritionnels et menus Radical Détox, vous devenez un consommateur averti. Vous passez en MODE SANTÉ avec des aliments naturels, non pasteurisés, non allégés, non hydrogénés, non traités, peu cuits, etc.

Le carnet de conduite alimentaire pour identifier vos dérapages

Il sert à dépister vos dérapages et pertes de contrôles occasionnelles. Notez toutes vos prises alimentaires pendant 2 semaines y compris la qualité, la quantité, votre façon de manger (à la va-vite, en famille, au calme, etc.) :

Chaque semaine, tirez un enseignement de vos défauts : « je saute encore des repas, je grignote entre les repas, je ne bois pas assez d'eau, je mange plus que je ne croyais, je prends trop d'aliments industriels plein de graisses et sucres cachés ». Vous pouvez alors rectifier les faiblesses repérées.

Le carnet de conduite alimentaire

Où et quand ?	Quoi ? (description détaillée)	Quelle quantité ? (en gr, en ratio, en Kcal)
Lundi (sur la semaine)		
Matin		
Midi		
Soir		

Exemple de carnet d'explorateur :

Où et quand ?	Quoi, combien ?	Valeur calorique	Situation ou évènement ayant influencé ma prise alimentaire
Ex. Lundi vers 22h devant la TV	Ex. ½ paquet de biscuits industriels de 150g = 75g	Ex. paquet de 150g=400kcal/, donc 200 kcal.	(précisez votre état émotionnel, votre discours intérieur, ex. faim, envie, influence d'une autre personne, d'une pub TV, état émotionnel particulier, boulimie...).

Le carnet de l'explorateur – pour ceux qui perdent souvent le contrôle

Il sert à préciser les causes du dérapage, à comprendre vos envies de manger, de manger trop, il vous aide à devenir l'explorateur de vos envies. Notez où et quand vous mangez + ce que vous mangez + la quantité + l'intensité de l'envie de manger sur une échelle de 0 à 10 + les raisons de l'envie de manger.

En répondant, focalisez-vous sur votre envie de faire des excès, puisque les efforts de restrictions cachent souvent les vraies circonstances qui les déclenchent. L'objectif est de comprendre comment naissent vos envies. Il s'agit d'une phase d'analyse comportementale.

J'applique les 10 commandements nutritionnels de base

D'un point de vue alimentaire, une personne prend des kilos parce qu'elle mange trop mais aussi parce qu'elle mange mal ! Mieux vaut consommer de bonnes calories issues d'aliments complets (même riches) et de qualité (non pollués, non transformés) qui offrent une valeur nutritionnelle « utile » à votre corps.

En plus de manger frais, local et saisonnier, voici 10 commandements importants :

1. Fruits : je mange mes fruits à jeun car ils se digèrent dans l'intestin.

2. Crudités au moins 1x/jour et salade en début de repas.

3. Aucun grignotage entre les repas, pas même un chewing-gum sans sucre.

4. Buvez « entre » les repas : de préférence eau plate minérale ou de source, tisane drainante.

5. Salez très peu pour mieux éliminer, remplacez par des épices pour rehausser le goût, ou utilisez Lo Salt qui est pauvre en sodium.

6. Sucre naturel uniquement : feuille de stévia BIO, sirop d'érable ou d'agave, miel d'acacia (IG 35), sucre de coco (IG 35).

7. Huiles de 1ère pression à froid : huile de carthame BIO, d'olive. Pour les oméga-3, huiles de colza, de lin, de noix... Pas d'huile industrielle raffinée.

8. Féculents à midi (pas le soir).

9. Protéines animales : viande 2x/semaine, poisson 2 à 3 x/semaine, œufs 2 x/semaine.

10. Beurre et produits au lait cru (non pasteurisés) le matin ou à midi (pas le soir).

Bon à savoir : l'énergie utilisée par le corps pour digérer et transformer les aliments varie selon la catégorie d'aliment ingéré :

- Les protéines (protides) augmentent le métabolisme de base de 15 à 20%.
- Les glucides (hydrates de carbone) augmentent le métabolisme de base d'environ 5 à 8%.
- Les lipides (graisses) augmentent le métabolisme de base d'environ 3 à 4%.

Conclusion : digérer des protéines consomme plus d'énergie que digérer des lipides ou des glucides, c'est pourquoi les régimes hyper protéinés (ne manger que de la viande ou du poisson) aident à perdre rapidement du poids. Mais ce régime entraine des carences et vous reprenez vos kilos dès le régime fini, voire PLUS !

Autres recommandations :
Aliments conseillés : poisson sauvage (pas d'élevage) gras ou mi-gras ; œufs BIO ou de poules élevées en plein air ; viande blanche fermière d'animaux nourris sans OGM, ne pas manger la peau, préférez les filets, escalope... ; fruits et légumes frais et de saison de la catégorie drainants (nettoyeur), brûleur de graisse et de préférence non traités, sans pesticides ni OGM ; produits laitiers au lait crus, non pasteurisés, non allégés, non hydrogénés, donc non transformés. Plus vous mangerez naturel et sain, moins vous ingèrerez de toxines, meilleure sera votre métabolisme et votre élimination.

Aliments à bannir = aliments danger pour votre ligne et votre santé = tous les produits industriels transformés : jus de fruits concentrés (jus d'orange, de pomme...), huiles végétales raffinées, pain blanc, pain complet non BIO, sucre blanc, farine blanche, pâtes blanches, riz blanc sauf Basmati, margarine, ketchup, mayonnaise, viennoiseries, pizza, chips, amuse-gueule, conserves, gâteaux industriels, pâtes à tartiner chocolatées, sodas, boissons énergisantes, alcool surtout de distillation, plats préparés industriels, soja ou maïs non BIO (donc avec OGM), sucrettes (aspartame...), confiseries, chewing-gum, chocolat au lait...

Ne négligez pas le petit déjeuner, dé-jeûner après une nuit de jeûne : mieux vaut un gros petit déjeuner qu'un gros diner, cela vous évitera les grignotages dans la journée et le métabolisme est plus efficace quand vous êtes actif que durant le sommeil. La perte de poids est plus importante chez les personnes prenant un copieux petit déjeuner, aucun grignotage en journée, et un diner léger. Cependant, si vous n'aimez pas déjeuner, gardez vos habitudes.

Cuisez lentement, de préférence à la vapeur, à l'étouffée, au bain-marie, mijoté, en papillote avec du papier sulfurisé au four < 120°C pour éviter la réaction de Maillard créée lors d'une cuisson à trop haute température, qui rend les graisses toxiques, ce qui à la longue entraine vieillissement des cellules, cancers, maladies neurodégénératives.

Enlever les pesticides : rincez vos fruits et légumes dans de l'eau avec du bicarbonate de soude alimentaire.

Pour augmenter le métabolisme et mieux éliminer vos réserves de graisse, misez sur les fruits et légumes brûle-graisse et les Oméga 3 (*voir Menus Radical Détox p.81*).

5 raisons pour ne pas supprimer les bons lipides omégas 3, 6 et 9 :

1. Les lipides servent de combustible, et comme on ne peut maigrir qu'en brûlant les graisses, il vous faut donc de bons lipides pour que vos cellules adipeuses brunes (bonnes graisses) produisent de la chaleur pour brûler vos cellules adipeuses blanches.

2. Durant la digestion, les lipides déclenchent la sécrétion de l'entéro-gastrone (hormone) qui ralentit les contractions musculaires de l'estomac. Rassasié plus longtemps, vous mangez moins.

3. Les graisses favorisent l'élimination (selles).

4. Supprimer les lipides créerait une carence, le corps pourrait alors déclencher son mécanisme de défense, entrainant le stockage des graisses pour sa survie, le moindre aliment contenant des lipides vous ferait alors grossir !

5. Les bonnes graisses insaturées facilitent le passage de l'information entre vos neurones, favorisant ainsi une pensée plus claire et un meilleur mental (évite la dépression).

Un petit excès festif par semaine est acceptable, pour des raisons de sociabilité. Mieux vaut un excès une fois par semaine que plusieurs petits excès tous les jours !

Quid des quantités ? Vos quantités doivent être réalistes : fixez-vous des objectifs atteignables, par exemple si vous pesez 120 kilos et que vous êtes habitué à ingurgiter 300 g de pâtes crues/jour, donc 900 g de pâtes cuites/jour, ne descendez pas d'un coup à 70 g ou 50g de pâtes crues (portion moyenne), mais réduisez par paliers, par exemple 300 g, puis 250g, 200g, 150g, puis 100g, puis 70g. Le changement sera plus progressif et plus agréable. En référence, 1 portion de pâte = entre 40 à 70g de pâtes crues. Sachez que 100 g de pâtes blanches = 151 kcal, et 100g de pâtes complètes = 144 kcal, elles offrent plus de fibres, de fer, etc.

Faut-il quantifier et peser ses quantités caloriques ? Cela peut être utile au départ pour rééquilibrer votre prise alimentaire par repas et par jour. Peser est assez contraignant au début, cela est surtout utile aux obèses qui tendent à sous-estimer les calories consommées. Vous prendrez vite l'habitude d'évaluer la valeur des aliments sans avoir à calculer à chaque fois. Par exemple si vous devez prendre 50 Kcal de pain, sachez que cela représente environ 1 tranche de 20 g de pain de campagne. Sachez que 80 Kcal de pain équivaut à 1 tranche épaisse de 40 g de pain complet, seigle ou aux céréales (1 tranche de pain blanc type baguette = environ 100 calories !).

N'oubliez pas que les aliments à Index Glycémique élevé (IG haut) font grossir et que la cuisson élève l'IG des aliments.

Je régule mon comportement alimentaire

Pour manger selon vos besoins sans grossir, il faudrait ne manger que lorsque vous avez faim, en quantité égale à nos besoins et pas plus, en mâchant, dans le plaisir, et en s'arrêtant dès la première sensation de satiété, laquelle provient de l'intelligence de votre organisme. Pour la ressentir, il vous faut apprendre à écouter votre corps, à respecter la nourriture et aussi votre âme car votre rapport aux aliments est aussi et surtout psychologique.

Le cerveau contrôle la prise alimentaire : le cerveau met 15 à 20 minutes pour ressentir la satiété qui existe sous 2 conditions : si le comportement d'ingestion provient d'une sensation de faim et si les aliments ingérés sont source de plaisir et non pas de texture. Votre système digestif envoie des signaux biochimiques et hormonaux (insuline...) au cerveau, des influx de l'estomac l'informent sur la quantité et qualité des aliments ingérés, sur les taux de sucres dans le sang, etc. Ressentir la satiété permet donc de s'arrêter de manger dès que vous avez répondu aux besoins de votre organisme et d'éviter la surconsommation alimentaire.

Comment sentir la satiété ? Focalisez-vous sur le plaisir de manger, du cadeau que vous faites à votre corps pour qu'il fonctionne bien et soit en forme, en vous concentrant sur la saveur de l'aliment, en mangeant lentement par petites bouchées, en mâchant bien pour ajouter suffisamment de sucs digestifs.

L'influence de l'affectif : si vous mangez pour des raisons émotives, vous mangez en dérivatif à une situation difficile à gérer et non pas par faim, la sensation de satiété n'existe plus. N'étant plus à l'écoute de votre corps et subissant vos émotions, vous êtes incapable de vous limiter. A la fin, vous éprouvez une sensation de bien-être, puis de culpabilité et vous êtes dans un cercle vicieux (ex. boulimie). C'est pourquoi apprendre à gérer ses émotions contribue à maitriser son appétit et son poids de manière naturelle.

Attention à la symbolique alimentaire : rattacher un aliment à une croyance peut tromper, certains pensent par ex. : pâtes = aliment qui fait grossir = aliment interdit, alors que les pâtes ne font grossir que si elles sont blanches, trop cuites, pleines de mauvaises graisses, de sauce industrielles avec du sucre caché, trop de gruyère râpé, prises le soir et en quantité excessive.

Attention aux arômes de synthèse, artificiels : ils trompent le cerveau qui ne reconnait aucune saveur naturelle, la satiété en est retardée, ce qui crée un risque de surconsommation et de surpoids (voir documentaire « *Le yaourt est-il blanc comme neige ?* » 2014).

Exercice pour stopper les aliments tabous : pour en faire le deuil, sélectionnez un aliment modérément interdit, mangez-en une partie et jetez le reste dans la poubelle de manière à ce qu'il soit irrécupérable. Par exemple mangez 3 petits gâteaux d'un paquet de biscuits industriels et jetez le reste après l'avoir enlevé de son packaging et mélangé aux déchets du repas – vivez ce moment, réalisez que cet aliment interdit est perdu comme si vous aviez perdu quelque chose, le deuil est toujours douloureux. Procédez ainsi plusieurs jours de suite, jusqu'à ce que cette douleur et ce regret deviennent supportables, acceptables. Quand vous n'éprouvez plus aucune émotion, choisissez un aliment qui vous est encore plus interdit. Le but est de vous aider à réaliser que beaucoup d'aliments ne sont pas interdits mais qu'ils doivent être simplement consommés « sans excès ».

5 Recommandations pour réguler votre comportement

1. Présentez joliment les aliments dans l'assiette, décorez avec des couleurs (persil, citron, olives, tomates-cerise…).

2. Mangez par plaisir. Avant de commencer, dites-vous : « Je mange ce repas pour la santé de mon corps et de mon esprit » car les aliments nourrissent les cellules de votre corps et de votre cerveau.

3. Servez-vous 1 seule fois. Réduisez jour après jour vos quantités, pas soudainement.

4. Mâchez bien vos aliments. Lorsque votre plaisir gustatif se termine, que la satiété se fait sentir, il doit en être de même pour votre plat.

5. Aidez-vous de coupe-faim ou de modérateurs d'appétit au départ si besoin.

Apprenez à manger de tout mais pas TOUT ! Calquez vos menus sur votre personnalité et sur vos goûts, adaptez vos quantités à vos besoins réels et misez sur la qualité des aliments.

Menus radical détox – étape 2 : faites-vous plaisir !

Pour des résultats rapides, restez raisonnable sur les quantités. En plus des suggestions de repas ci-après, aidez-vous de brûle-graisses naturels, amis de votre silhouette.

Prenez 1 Brûle-graisse + 1 Draineur par jour en cure de 3 semaines, suivez la posologie. Attention aux effets indésirables. Lisez les étiquettes avant utilisation.

Brûle-graisse (dépuratif) pour éliminer la masse graisseuse, favorise l'élimination des graisses, des déchets et toxines :

- Ananas
- Baies d'acaï
- Baies de Goji
- Café vert ou Maté (contiennent

de la caféine, déconseillé aux femmes enceintes ou personnes cardiaques)
- Curcuma (plante) en épice
- Ginseng sibérien / Eleutherococcus (arbuste)
- Konjac
- Fucus Vesiculosus ou chêne marin (algue bretonne)
- Garcinia Cambogia
- Guarana
- Murier blanc
- Nopal
- Spiruline
- Tisane de romarin ou de bruyère…

Draineur pour éliminer les toxines et la rétention d'eau, favorise l'élimination de l'eau stagnant dans les tissus. Exemples :
- Artichaut
- Aubier de tilleul
- Bardane
- Cassis
- Chardon marie
- Chiendent
- Fenouil
- Guimauve (racine)
- Hamamélis
- Jus de bouleau, reine des près, pissenlit
- Ortosiphon
- Piloselle
- Queue de cerises
- Radis noir
- Romarin

Suivez les recommandations de menus quotidiens :

Petit déjeuner

Boisson + Lipide + Protéine + Glucide. Choisissez 1 aliment de chaque catégorie ci-dessous. Si vous prenez 1 fruit, prenez-le à jeun.

Boisson : thé vert nature ou aromatisé à la grenade ou au guarana ou à la menthe ou succédané de café, d'orge ou de chicorée, sucre : feuille de stévia BIO.

Lipide 10g : beurre cru en baratte (ni margarine ni beurre allégé) ou 2 noix ou 4 amandes.

Protéine 20g ou 40 g pour la journée, homme 50 g, exemples :
- 1 tranche de jambon (sans couenne) ou de dinde ou de jambon sec ou fumé
- 1 œuf cru/coque/mollet/brouillé 2x/semaine max
- 1 portion de fromage au lait cru
- 1 yaourt de brebis ou soja BIO
- Fromage blanc
- Faisselle
- 1 petit suisse
- Amande
- 1 crème au tofu ou soja BIO
- Lait de soja/d'amande.

Glucide : femme 40 g, homme 70 à 80 g, exemples :

- 1 tranche de 40 g pain complet BIO
- 1 galette de sarrasin BIO (ou 2 galettes pour un homme)
- 3 petits pains grillés type suédois
- céréales complètes et natures BIO au lait d'amande/de riz/de soja/de vache frais entier
- 1 biscotte intégrale, complète ou aux céréales BIO (2 biscottes pour un homme) etc.
- Sur la tartine : purée d'amandes BIO sans sucre, sirop d'agave ou d'érable, 2 cc de confiture maison, compote de pommes sans sucre ajouté ou poires maison…

Freinez les produits laitiers surtout si vous avez des problèmes d'intolérance et d'allergies notamment de la sphère ORL. Problèmes de lymphe, de jambes lourdes : ne pas mélanger les laitages avec d'autres aliments pour éviter d'alourdir la circulation de la lymphe. Si vous ne prenez jamais de petit-déjeuner, ne changez pas vos habitudes.

Dans la matinée

1 ou 2 fruits frais de saison brûle-graisse, ou à défaut, 1 jus de fruits frais avec pulpe sans sucres ajoutés ni conservateurs. Exemples : ananas, abricot, cerise, clémentine, framboise, fraise, guarana, grenade, kiwi, mûre, pamplemousse, papaye, pastèque, pêche, poire, pomme, pruneau, raisin, orange...

Pendant la journée

Entre les repas, boire une préparation d'1 litre ou 1,5 litre d'eau minérale avec 1 jus de citron BIO pressé / ou avec un jus de bouleau, ou une tisane de romarin ou de thym maison.

À midi

Entrée + Légumes + Céréales + Légumineuse ou protéine + dessert si besoin. **Choisissez 1 aliment de chaque catégorie** dans les idées menu ci-dessous ou leur équivalent. Les féculents et le dessert (si vous avez encore faim) se prennent de préférence à midi.

Exemple de composition de repas :

- Carottes râpées + épinards + 1 tranche de pain complet BIO + 1 escalope de veau.
- Mâche et tomates + haricots verts, ail, persil + 1 pomme de terre vapeur + filet de sole.
- Concombre, poivron rouge, cœur de palmier + brocolis + pain de seigle BIO + lentilles.

1. Entrée, crudités

Choisissez 1 entrée par repas pour votre déjeuner ou dîner. Pour assaisonner vos crudités et salades.

Au choix :

- Sauce à base d'huile en 1ère pression à froid : ex. de carthame, d'olive, de noix, colza, pépin de raisin, lin + jus de citron/vinaigre de cidre + moutarde à l'ancienne en grains.
- Sauce Himalaya Détox : 1 yaourt fouetté au soja BIO ou au lait cru dans un bol + ½ petite cuillère de moutarde + muscade râpée si vous aimez.

Saupoudrez-les au choix de son d'avoine, de graines de lin (oméga 3) ou de sésame (oméga 6), de thym, d'algues marines, de levure de bière. Ail, échalote, oignon, oignon rouge, ciboulette, persil, basilic, menthe, cébette, estragon…

Entrées diverses :

- ½ pamplemousse
- ½ avocat aux crevettes ou miettes de crabe
- Radis rouges
- Radis noir
- Farandole de radis et tapenade ou anchoïade
- Macédoine de légumes melon nature
- Melon au jambon cru (fumé) sans gras
- Asperges vinaigrette
- Poireaux vinaigrette
- Artichaut vinaigrette
- Poivrons mi-cuits à l'huile d'olive et citron
- Tsaziki
- Salade de concombre au yaourt, citron et ciboulette…

Salades :

- Salade de cèleri, tomates et olives
- Cèleri rave sauce Himalaya
- Mâche, tomates, Goji, olive, noix
- Carottes râpées, raisins secs, échalote
- Salade verte, poivron rouge, pignon, ail
- Salade d'endives, betterave rouge et noix
- Feuilles de chêne et carottes râpées
- Salade de quinoa rouge et feuilles de chou
- Roquette, fromage de brebis, tomate cerise
- Tomates mozzarella, avocats, olives, basilic
- Salade de tomates, basilic et olives
- Salade avocat, pamplemousse rosé, basilic
- Salade de betterave rouge, persil, ail, échalotes, graines de lin
- Taboulé au boulgour (pas de glucide ensuite)
- Salade de cresson, épinards frais et tomate
- Laitue, tomate, oignon
- Cèleri rave sauce Himalaya
- Carottes râpées et pommes
- Salade de chou rouge aux pommes Granny et raisins secs
- Salade de courgettes, feta,

tomates cerises
- Salade de lentilles, échalote et persil
- Salade de riz, crevettes et lait de coco (pas de glucides ensuite)
- Salade de concombre, crevettes, coriandre
- Salade de pissenlits, ail et œuf mollet
- Salade niçoise
- Salade crétoise
- Salade de chou rouge
- Salade de graines de soja germées, tomates, noix, échalotes
- Salade de cèleri rave sauce Himalaya
- Tomate, basilic, olives
- Râpé de betterave, radis noir, échalotes, algues, gingembre, jus de citron, huile de sésame et de colza
- Mâche, endives, olives noires, échalotes
- Salade de tomates, ananas, cèleri, pignons, roquette, olive, ail, persil, pois chiche, coriandre
- Salade de tomates, poivrons, ail, olives
- Salade de légumes verts (poivron, cèleri, laitue), oignon, pommes, pignons
- Pousses d'épinard, citron confit, olives vertes
- Melon, avocat, pignon et feuille de menthe…

Salades complètes : composez-les avec des légumes de saison, des glucides (riz, pâtes, boulgour, semoule, pommes de terre, quinoa…), et des protéines végétales ou animales type œuf dur/mollet, anchois, thon, saumon ou truite cuits ou fumés, crevettes, poulet, gésiers ou foies de volaille, fromages (Feta, Mozzarella, gruyère, tomme…).

Exemples de légumes de saison

Printemps : ail, asperge blanche et verte, betterave rouge, brocoli, céleri, champignons de paris, chou-rouge/blanc/rave, carotte, concombre, épinard, fenouil, laitue romaine, oignon, poivron, radis noir et rouge, tomate, aubergine.

Eté : carottes, concombre, courgettes, aubergine, fenouil, tomates, haricots verts, olives, épinard, pommes de terre, poivron rouge, radis, maïs BIO, ail, échalotes, graines de lin, persil…

Automne : tomates, radis, betterave, concombre, poivron, endives, chou, chou-rave, épinard, champignons, noix, pignons, noix, persil, carottes râpées, mesclun, mâche.

Hiver : carotte, radis, courge, betterave, champignons, endives, mâche, noix, oignon, poireau, salsifis, potimarron.

2. Légumes

Choisissez 1 ou 2 légumes/repas ci-dessous : les légumes vapeur ou poêlés doivent être mi cuits et peuvent être arrosés d'un filet d'huile végétale de 1ère pression à froid surtout riche en oméga 3 (colza, noix, lin, carthame). Salez peu et en fin de cuisson. Quantité de légumes verts : 100g (homme 120 g)

- Carottes et pommes de terre à l'étouffée, échalote et persil
- Epinards et navets vapeur arrosés d'un filet d'huile d'olive
- Carottes et fenouil vapeur, persil
- Epinards, fromage de brebis fondu
- Pois gourmands mijoté aux oignons
- Chou-fleur vapeur douce
- Endives braisées
- Petit pois frais aux petits oignons
- Aubergines poêlée avec un peu d'eau et goutte d'huile
- Brocolis vapeur et graines de sésame
- Haricots verts vapeur avec persil et ail
- Asperges sauce printanière
- Blettes à la vapeur douce saupoudrées de son d'avoine
- Flageolets, haricots verts et oignons mijotés
- Salsifis vapeur au coulis de tomates
- Navets et haricots verts vapeur croquants
- Terrine de légumes et coulis de tomates
- Courgettes et échalotes à l'étouffée
- Haricots verts vapeur, poêlés, ail et persil
- Ratatouille provençale
- Navets et haricots verts vapeur croquants
- Purée de potiron, ail et coriandre
- Blettes vapeur et crème de soja BIO
- Terrine de légumes au coulis de tomates
- Flan de courgette et feuille de menthe
- Brocolis vapeur, persil
- Méli-mélo de légumes (ail, courgettes, brocolis, navets, carottes) à l'étouffée, persil
- Endives au four
- Chou-fleur vapeur
- Riz rouge de Camargue à la tomate, ail et aubergine
- Purée de potimarron nature ou à l'ail
- Petite ratatouille
- Courgettes et tomates mijotées à l'ail, persil
- Tomates à la provençale…

3. Glucides (céréales, féculent)

Choisissez 1 seul glucide par repas ci-dessous. Quantité : Riz Basmati, boulgour, semoule, quinoa, pommes de terre, pâtes semi-complètes ou complètes. Les pâtes triplent de volume durant la cuisson, par ex. 1 portion de 40g crues = 120 g cuites (homme, ajoutez + 20g, soit 60g crues). Notes : si le repas comporte de la viande, réduisez la quantité de féculents.

- 1 tranche de pain de seigle BIO de 40g
- 1 tranche de pain complet BIO de 40 g
- 1 galette au riz complet au sésame
- 1 galette d'orge
- 1 crêpe au sarrasin maison de préférence
- Riz rouge de Camargue, oignons et tomates
- Riz basmati
- Riz complet (sans protéine ensuite)
- Boulgour
- Semoule de blé
- Boulgour de riz à l'oignon et courgettes
- Tagliatelles semi-complètes au pesto
- Spaghettis de quinoa, tomates et basilic
- Nouille de konjac, gingembre, coriandre
- 1 Poivron farci au quinoa
- Patate douce mijotée avec de l'ail et persil
- Pommes de terre en papillote, crème de soja
- Pommes de terre vapeur et beurre cru
- Bombine (pommes de terre, laurier, olives noires mijotées)
- Galette de pommes de terre à l'huile d'olive
- Maïs BIO sans OGM
- Rizotto de sarrasin…

4. Protéine

Choisissez 1 seule protéine végétale ou animale par jour : 1 protéine végétale (légumineuse) = 40 g crues ou env.100 g cuites (+ 20 g pour un homme) ; Tofu = 100 g environ. 1 protéine animale : viande (2 fois/semaine) : femme 70 g, homme 90 g ; Poisson (2 à 3 fois/semaine) = femme 90 g, homme 120 g.

Viande :

- Escalope de veau
- Roulé de dinde au curcuma
- Blanc de dinde
- Lapin (râble) à la moutarde
- Blanc de poulet fermier
- Blanc de pintade (aux pruneaux)
- Poule en cocotte (et fenouil braisé)
- Caille ou pigeon aux raisins
- Aiguillette de canard aux pleurotes
- Emincé de canard (aux navets)
- Filet mignon de porc
- Tranche de gigot d'agneau (haricot beurre)
- Endives au jambon maigre
- Perdreau (au chou vert)
- Œufs cocotte (5 mn de cuisson)
- 1 tranche de jambon blanc à l'os, maigre
- Carpaccio de bœuf
- Pavé d'autruche poêlé
- Tournedos de chevreuil poêlé (et brocolis)
- Civet de lièvre
- Faisan en rôti au four (avec pommes)

- Steak haché 5% de matière grasse
- Steak végétarien BIO (seitan de Bertyn)
- Tomates farcies
- Courgettes farcies
- Champignons farcis (ou à l'étouffée/ail/persil)
- Emincé de bœuf aux champignons…

Ou Poisson :

- Maquereau mariné au citron et herbes
- Saumon sauvage en papillote
- Filets de hareng aux oignons et algues
- Filet de colin en papillote
- Crevettes sauvages de Madagascar poêlées
- Loup au sabayon de fenouil à l'étouffée
- Turbot aux salicornes (algues) et aubergines
- Coquille Saint Jacques poêlée à l'eau, échalote et jus de citron
- Langouste au piment d'Espelette
- Homard breton sauce Himalaya aux algues
- Brandade de morue maison
- Pavé de bar au four
- Dorade au four, citron, tomates, et herbes
- Thon rouge poêlé au fenouil et coriandre
- Truite poêlée et raisins secs
- Panier vapeur de filet de lieu mariné
- Cabillaud en panier vapeur (et légumes)
- Sole en panier vapeur (potiron, haricot blanc, tomate, coriandre)
- Moules aux échalotes et crème de soja BIO
- Tartare de thon
- Tartare de saumon
- Terrine de poisson
- Sushi frais saumon, thon, crevette, etc.
- Fruits de mer (bulots, huîtres, crabe…)

Ou Légumineuses (féculents et protéines à midi) :

- Lentilles du puy
- Lentilles corail
- Haricots blancs
- Fèves
- Soja
- Petits pois
- Pois chiches
- Haricots de lima
- Quinoa
- Curry de poulet aux lentilles blondes
- Salade de quinoa et pois chiche
- Purée de pois cassés
- Bouillon de gingembre, citron et fèves
- Curry de lentilles corail à la tomate et cannelle…

Desserts au choix

1 seul dessert par jour, uniquement au déjeuner et seulement si vous avez encore très faim :

- 1 pomme (peut se prendre en fin de repas)
- 1 tranche d'ananas frais (pas en boîte)
- Sorbet de fruits (arômes naturels)
- Salade de fruits rouges et kiwi

(mieux entre les repas)
- Myrtilles sur panacotta
- Pomme ou poire au four
- 1 yaourt de vache/ brebis au lait entier
- 1 yaourt de soja à la cerise
- 1 crème de soja à la vanille (arôme naturel)
- 1 petit suisse
- 1 flan
- Clafoutis pomme et cannelle
- Clafoutis de cerises ou griottes
- 1 petite tasse de compote maison de pommes ou poires sans sucre ajouté
- Compote rhubarbe-fraises à la pistache, au parfum de bergamote. (Pour sucrer : stévia naturelle, sirop d'agave, d'érable).

Vers 16 ou 17h

1 fruit frais de saison ou 1 tasse de fruits rouges avec 1 yaourt de brebis nature (sucre : stévia ou sirop d'agave), ou jus de fruit frais maison, ou jus de myrtille, guarana, grenade ; ou 1 barre de chocolat noir artisanal sans additifs ni sucre ajouté, si vous en avez envie ; ou 3 noix ou amandes si vous avez vraiment faim. 1 thé vert au citron, ou une tisane.

Diner

Entrée crudités ou soupe + Légumes + Céréales (pas de féculent ni dessert). **Choisissez un aliment de chaque catégorie** dans les menus ci-dessus.

Soupes maison (pas en sachet, pas de bouillon cubes à cause du glutamate) :
- Soupe aux choux
- Soupe de poireaux et pommes de terre
- Velouté d'asperges & champignons
- Soupe d'ortie BIO ou maison (orties, patate douce)
- Soupe de potiron, ail, coriandre
- Soupe aux fanes de radis, pommes de terre, ail et lait de coco
- Velouté froid de betterave
- Velouté tomate et chou-fleur
- Potage de cresson
- Soupe de carottes et coriandre
- Soupe de carottes au curry
- Soupe de courge, ail, et pommes de terre
- Soupe à l'oseille et pommes de terre
- Soupe de cresson et pommes de terre
- Soupe de poireaux et pommes de terre
- Soupe de légumes
- Soupe de poisson
- Soupe à l'oignon et 1 cs huile d'olive
- Soupe de concombre au chèvre frais
- Soupe glacée tomate et pastèque
- Carpaccio de betterave aux pommes
- Gaspacho andalou
- Jus détox carotte betterave.

Soupe brûle-graisse : 1 chou blanc, 2 branches de cèleri, bouquet garni, 3 gros oignons, 2 gousses d'ail, 1 grosse tomate pelée, 1,5 l d'eau,

1 poivron rouge ou vert, sel, poivre, curcuma, persil. Coupez les légumes en petits morceau et laissez bouillir 10 minutes avec un couvercle.

Après le diner

Au choix :

- Tisane drainante : thym ou romarin.
- Infusion détente : verveine, tilleul, camomille, fleur d'oranger, passiflore, valériane, aubépine et houblon, mélisse, efficace contre la nervosité.
- Tisane digestive : réglisse, menthe, mélisse, citronnelle.

Passage à la phase 3 : Après cette période de Menus Détox de 2 à 3 mois, vous avez perdu vos premiers kilos de graisse. Votre alimentation est variée, structurée, vous ne grignotez plus entre les repas et pratiquez une petite activité physique au quotidien, vous pouvez alors passer à l'Etape 3.

Étape 3 : je consolide mon poids

Menus régulateurs

A qui s'adresse cette étape ? Aux personnes devant perdre 5 à 10 kilos (ayant fait l'Etape 2 ou non). Moins restrictif, les menus Silhouette Détox permettent de perdre 2 à 4 kilos par mois de manière dégressive et ce, pendant plusieurs mois jusqu'à la silhouette désirée.

Le but ici est de consolider votre poids en régulant votre organisme.

L'objectif est double : continuer à perdre du poids régulièrement tout en réintroduisant graduellement certains aliments dans votre corps.

Combien de temps dure cette étape ? Elle peut durer de 3 à 10 mois selon le poids idéal à atteindre. *Reportez-vous aux Menus Silhouette Détox p.95.*

Combien de kilos vais-je perdre par mois ? Vous allez désormais perdre très graduellement vos kilos en trop, par exemple 2 kg/mois, puis 1,5 kg/mois, puis 1 kg/mois car votre corps s'est déjà débarrassé d'une bonne partie de la masse graisseuse. Votre corps a commencé à se désencrasser et à se détoxiquer. Soyez patient, la perte de poids ici sera lente, progressive mais durable.

Cette étape va durer plus longtemps que la précédente, elle est aussi une phase de surveillance et de préparation à la phase finale de « Philosophie de vie ».

Les 3 dimensions : comme dans l'étape 2, cette 3ème étape vous fait travailler sur 3 axes clé : votre mental, votre physique et l'alimentation grâce aux conseils nutritionnels et aux Menus Silhouette Détox ci-après.

1. Dimension mentale

Pour vous sentir bien dans votre peau et dans votre tête, vous pouvez appliquer nos 10 recommandations comportementales déjà détaillées en Etape 2, elles correspondent à une façon de penser, d'être et de vivre votre quotidien :

Les 10 conseils de base

1. Je suis acteur de ma propre vie.
2. Pour être heureux, je vis le présent car « présent » signifie « cadeau ».

3. J'adopte la pensée positive comme mode de réponse au stress.
4. Je n'oublie pas de rire, c'est bon pour ma santé !
5. Je pratique le détachement émotionnel, le recul face aux situations.
6. J'accepte la réalité (admettre – reconnaître) les évènements, même déplaisants.
7. « Changer » signifie opportunité et non pas perte.
8. Je prends le temps de vivre et je me fais plaisir.
9. Je n'oublie pas de partager, c'est l'équilibre « donner-recevoir ».
10. Je m'assure d'être inséré socialement et j'ai des projets.

2. Dimension physique

Comme décrit dans l'Etape 2, l'axe physique englobe tout ce qui touche au corps, donc à l'exercice physique, au repos, à se ressourcer, au sommeil, au différentes techniques de bien-être et à la sexualité.

L'exercice physique

Exercice physique quotidien : forcez-vous à marcher au moins 2 x 30 mn ou 4 x 15 mn, quitte à ne faire qu'un tour de quartier ou faire vos courses à pied en deux fois. Préférez les escaliers aux escalators et ascenseurs.

Sport : une à 2 x/ semaine, participez à un cours de yoga, de danse, d'aquagym... Le sport permet de raffermir le corps et d'éviter le relâchement cutané dû à la perte de kilos. Pour ceux qui n'aiment pas le sport, essayez de faire plus d'exercice au quotidien, évitez la voiture et préférez le vélo ou la marche.

Se reposer et se ressourcer

Se reposer : pensez à vous bloquer 15 ou 30mn rien que pour vous une fois par jour, par exemple tous les soirs après que les enfants soient couchés, cela peut-être avec un livre, ou assis dans le canapé les pieds en l'air en écoutant de la musique, en prenant un bain, etc. En cas de journée stressante, rincez-vous sous la douche (enlève les énergies négatives) et sautez dans des vêtements confortables pour profiter agréablement de la soirée. Certains préfèreront méditer ou faire quelques exercices de respiration ou de relaxation.

Se ressourcer : rappelez-vous que se ressourcer n'est pas la même chose que se reposer. Se ressourcer signifie « retrouver ses racines » et sert à retrouver de l'énergie. Le mieux est d'être en contact avec la nature au moins une fois par semaine car elle dégage de bonnes énergies qui rechargent notre corps physique, surtout s'il y a du soleil (bon pour la vitamine D, antidépression). Dès que vous pouvez, direction le parc ou le bord de rivière !

Le sommeil

Assurez-vous de bien dormir, dans une pièce à 19°C, au calme. Mieux vaut se réveiller naturellement, évitez de faire sonner le réveil en plein cycle sommeil : détectez votre durée habituelle de sommeil et faites sonner le réveil avant ou après un cycle, mais pas pendant.

Par ex. si vous dormez habituellement 8h et que vous vous couchez à 23h, faites-sonner le réveil à 7h. Si vous vous couchez à 22h30, faites sonner le réveil à 6h30 et non pas à 7h car vous entameriez un nouveau cycle et risqueriez d'être réveillé en plein rêve, ce qui est perturbant et fatigant ! A vous de voir, trouvez ce qui vous convient le mieux.

Tisanes pour bien dormir : valériane, passiflore, camomille, tilleul, fleur d'oranger…

Bien-être du corps

Pensez aux séances de mésothérapie, d'acupuncture, de techniques drainantes tels les massages drainants ou lymphatiques. Offrez-vous des massages relaxants, de la réflexologie.

La sexualité

La sexualité est épanouissante, elle fait du bien au corps comme à l'âme. Laissez-vous tenter sans préjuger. Après tout, mieux vaut profiter de la vie sans complexe !

Vêtements – A ce point de perte de poids, vous allez devoir changer votre garde-robe. Vos goûts ont d'ailleurs pu changer puisque vous devenez une autre personne. Soignez votre image, tenez-vous droit, soyez fier d'être vous.

Dimension nutrition

Les 10 commandements de base – Rappel :

- Fruits : je mange mes fruits à jeun car ils se digèrent dans l'intestin.
- Crudités au moins 1x/jour et salade en début de repas.
- Aucun grignotage entre les repas, pas même un chewing-gum sans sucre.
- Buvez « entre » les repas : de préférence eau plate minérale ou de source, tisane drainante.
- Salez très peu pour mieux éliminer, remplacez par des épices pour rehausser le goût, ou utilisez Lo Salt qui est pauvre en sodium.
- Sucre naturel uniquement : feuille de stévia BIO, sirop d'érable ou d'agave, miel d'acacia (IG 35), sucre de coco (IG 35).
- Huiles de 1ère pression à froid : huile de carthame BIO, d'olive. Pour les oméga-3, huiles de colza, de lin, de noix… Pas d'huile industrielle raffinée.

- Féculents à midi (pas le soir).
- Protéines animales : viande 2x/semaine, poisson 2 à 3 x/semaine, œufs 2 à 4 x/semaine.
- Beurre et produits laitiers crus (non pasteurisés, non allégés) le matin ou à midi (pas le soir).

Pour continuer à stimuler votre métabolisme et à perdre des kilos, respectez le principe d'un repas équilibré, ainsi que l'ordre d'ingestion des aliments.

Un petit excès festif par semaine est acceptable, pour des raisons de sociabilité. Mieux vaut un excès une fois par semaine que plusieurs petits excès tous les jours !

Rappel de bonne conduite alimentaire : plus vous mangerez des aliments naturels, sains et complets, moins vous ingèrerez de toxines, meilleure sera votre métabolisme et élimination.

Aliments conseillés :

- poisson sauvage (pas d'élevage) gras ou mi-gras
- œufs BIO ou de poules élevées en plein air
- viande blanche fermière d'animaux nourris sans OGM, ne pas manger la peau, préférez les filets, escalope…
- fruits et légumes frais et de saison de la catégorie drainants (nettoyeur), brûleur de graisse et de préférence non traités, sans pesticides ni OGM
- produits laitiers au lait cru, non pasteurisés, non allégés, non hydrogénés, donc non transformés.

Aliments à bannir = aliments danger pour votre ligne et votre santé = tous les produits industriels transformés : jus de fruits concentrés (jus d'orange, de pomme…), huiles végétales raffinées, pain blanc, pain complet non BIO, sucre blanc, farine blanche, pâtes blanches, riz blanc sauf Basmati, margarine, ketchup, mayonnaise, viennoiseries, pizza, chips, amuse-gueule, conserves, gâteaux industriels, pâtes à tartiner chocolatées, sodas, boissons énergisantes, alcool surtout de distillation, plats préparés industriels, soja ou maïs non BIO (donc avec OGM), sucrettes (aspartame…), confiseries, chewing-gum, chocolat au lait, produits lyophilisés, hydrogénés, allégés, à 0%, raffinés…

Cuisez lentement, de préférence à la vapeur, à l'étouffée, au bain-marie, mijoté, en papillote avec du papier sulfurisé au four < 140°C pour éviter le danger des Molécules de Maillard créées lors d'une cuisson à trop haute température, qui génère la glycation, ce qui rend les graisses toxiques (vieillit les cellules, crée cancers et maladies neurodégénératives).

Enlever les pesticides : rincez vos fruits et légumes dans de l'eau avec du bicarbonate de soude alimentaire. Pour booster le métabolisme : misez sur les fruits et légumes brûle-graisse, les crudités et les Oméga 3 (voir Menus Silhouette Détox).

Ne supprimez pas les bons lipides omégas 3, 6 et 9 car ce sont de bonnes graisses qui aident brûler vos graisses stockées !

Menus silhouette détox – étape 3 : faites votre choix, profitez !

Pour des résultats rapides, restez raisonnable sur les quantités.

Au reveil

1/2 verre d'eau à température ambiante avec un peu de citron frais pressé (si vous aimez).

Petit déjeuner

Boisson + Lipide + Protéine + Glucide Si vous prenez 1 fruit, prenez-le à jeun car il se digère dans l'intestin. Petit-déjeuner classique : choisissez 1 aliment de chaque catégorie ci-dessous.

Boisson :
Thé vert nature, ou aromatisé à la grenade ou au guarana ou à la menthe – ou succédané de café, d'orge ou de chicorée; sucre : feuille de stévia.

Lipides 10g : Beurre cru en baratte (ni margarine ni beurre allégé) ou 2 noix ou 4 amandes.

Protéine : 50 à 70 g/jour. Homme 60 à 100 g :

- 1 tranche de jambon maigre ou de dinde ou de jambon sec ou fumé
- 1 œuf cru, coque, mollet, brouillé, petite omelette baveuse (2x/semaine max)
- portion de fromage au lait cru
- 1 yaourt de brebis ou soja BIO
- fromage blanc
- faisselle
- 1 petit suisse
- amande
- 1 crème au tofu BIO
- crème au soja BIO
- lait de soja BIO
- lait d'amande
- 1 portion de fromage.

Glucides : femmes 50g, homme 70 à 80 g :

- 1 tranche de 40 g pain complet BIO
- 1 galette de sarrasin BIO (ou 2 galettes pour un homme)
- 3 petits pains grillés type suédois
- céréales complètes BIO au lait d'amande, de riz, ou de soja
- 1 biscotte intégrale, complète ou aux céréales BIO (2 biscottes pour

un homme) ...

- Sur la tartine : purée d'amandes BIO sans sucre ; sirop d'agave ou d'érable ; 2 cc de confiture maison ; compote de pommes, poires maison...

Ou petit-déjeuner complet, Crème Budwig (du Dr Kousmine). Mélanger selon vos goûts : 1 yaourt soja (ou fromage blanc ou lait d'amande ou crème maison au tofu) + 1 banane ou 2 cc de miel + 1/2 jus de citron + 2 cc d'huile de noix ou germe de blé en 1ère pression à froid (ou d'huile de lin, carthame, œillet, tournesol) + 2 cc de graines de tournesol, ou de sésame (ou de lin, amandes, noisettes, pignons) + 2 cc de céréales complètes crues concassées (riz complet, sarrasin, orge, avoine, millet) + fruits frais de saison.

Freinez les produits laitiers surtout si vous avez des problèmes d'intolérance et d'allergies notamment de la sphère ORL. Problèmes de lymphe, de jambes lourdes : ne pas mélanger les laitages avec d'autres aliments pour éviter d'alourdir la circulation de la lymphe. Si vous ne prenez jamais de petit-déjeuner, ne vous forcez pas et continuez ainsi.

Dans la matinée

1 ou 2 fruits frais de saison ou à défaut 1 jus de fruits frais avec pulpe (sans sucre ajouté ni conservateurs) de préférence brûle-graisse : ananas, abricot, cerise, clémentine, framboise, fraise, guarana, grenade, kiwi, mûre, pamplemousse, papaye, pastèque, pêche, poire, pomme, pruneau, raisin, orange...

Pendant la journée

En complément alimentaire, si vous le souhaitez : baies d'acaï ou baie d'aronia (riche en vitamine C, fibres et antioxydants qui empêchent de stocker les graisses et permet de mincir plus vite) ; ou un brûleur de graisse (nopal, garcinia cambodia, murier blanc...) ; ou un drainant (cassis, queue de cerise, vigne rouge...).

Boire entre les repas de l'eau minérale ou du thé vert ou 1 litre d'eau minérale avec 1 jus de citron BIO pressé ou avec un jus de bouleau ou une tisane de romarin ou de thym. Ne vous forcez pas à boire. Buvez souvent par petites gorgées. Assurez-vous de bien éliminer.

À midi

Entrée + Légumes + Céréales + Légumineuse ou protéine + dessert si besoin. Choisissez 1 aliment de chaque catégorie dans les idées menu ci-dessous ou leur équivalent. Les féculents et le dessert (si vous avez encore faim) se prennent à midi.

Exemples de composition de repas :

- Carottes râpées + épinards à la crème de soja + 1 tranche de pain complet BIO + 1 escalope de veau aux pleurotes.
- Mâche, tomates, parmesan + haricots verts + 1 pomme de terre + filet de sole au curry
- Avocat, poivron, cœur de palmier + gratin de brocolis + pain de seigle BIO + lentilles.

Pour assaisonner vos crudités et salades. Au choix :

- Sauce à base d'huile en 1ère pression à froid : ex. de carthame, d'olive, de noix, colza, pépin de raisin, lin + jus de citron ou vinaigre de cidre BIO + moutarde à l'ancienne (avec grains).
- Sauce Himalaya Détox : 1 yaourt fouetté au soja BIO ou au lait cru dans un bol + ½ petite cuillère de moutarde + muscade râpée si vous aimez.

Saupoudrez-les au choix de son d'avoine, de graines de lin (oméga 3), graines de sésame (oméga 6), thym, algues marines, levure de bière.

Au choix : ail, échalote, oignon, oignon rouge, ciboulette, basilic, menthe, estragon, cébette…

Entrées crudités

Choisissez 1 petite entrée/repas ci-dessous pour votre déjeuner ou pour votre dîner :

Entrées diverses :

- ½ pamplemousse
- Salade de pamplemousse, avocat, concombre
- ½ avocat aux crevettes et miettes de crabe
- Radis et tapenade ou anchoïade
- Radis noir
- Melon au jambon cru (fumé) sans gras
- Melon, avocat, pignon et feuille de menthe – taboulé au boulgour (remplace aussi les GLUCIDES)
- Tsaziki ou salade de concombre au yaourt, ciboulette
- Crottin de chavignol au son d'avoine sur lit d'épinard frais
- Cœur d'artichaut au fromage de brebis
- Terrine de légumes et coulis de tomate
- Terrine de saumon au chèvre
- Terrine de poisson aux légumes
- Flan au céleri ou aux asperges ou aux légumes
- Tarte aux courgettes
- Papillote d'aubergine et tomate
- Aubergine vapeur et fromage blanc
- Brochette de légumes sauce curry
- Fromage blanc au boulgour et coriandre
- Tomates froides farcies au thon et basilic ou menthe.

Salades :

- Salade avocat, pamplemousse rosé, basilic
- Salade de cèleri, tomates, olives, anchois
- Mâche, tomates, Goji, olive, noix
- Carottes râpées, raisins secs, échalote
- Carottes râpées, pommes vertes, noix
- Carottes râpées, feuilles de chêne, échalotes
- Salade verte, poivron rouge, pignon, ail
- Salade d'endives, betterave rouge et noix
- Salade d'endives, pomme et noix
- Endives, avocat, saumon fumé et ciboulette
- Endives, mâche, olives noires, échalotes
- Asperges, artichaut ou poireaux vinaigrette
- Salade de quinoa rouge et feuilles de chou
- Roquette, fromage de brebis, tomate cerise
- Tomates mozzarella, avocats, olives, basilic
- Tomates, parmesan, avocat, olives, basilic
- Salade de betteraves rouges, persil, ail, échalotes, graines de lin, feuilles de menthe
- Salade de cresson, épinards frais et tomate
- Salade de choux rouge aux pommes Granny et raisins secs
- Salade de courgettes, feta, tomates cerises, ciboulette
- Salade de lentilles, échalote et persil
- Salade de pissenlits, croutons aillés, œuf
- Salade de tomates, poivrons, ail, cœur d'artichaut, olives
- Salade de légumes verts (poivron, cèleri, laitue), oignon, pommes, pignons
- Salade niçoise ou salade crétoise
- Salade de chou rouge
- Salade de graines de soja germées, tomates, noix, échalotes
- Salade de cèleri rave sauce Himalaya
- Râpé de betterave, radis noir, échalotes, algues, gingembre, jus de citron, huile de sésame et de colza
- Macédoine de légumes
- Pousses d'épinard, citron confit, olives vertes
- Poivrons mi cuits à l'huile d'olive et citron
- Salade de betterave, feta, menthe
- Salade de tomate au yaourt, menthe
- Salade verte mixe (mâche, roquette, feuille de chêne) tomates et olives niçoises
- Salade de soja, crevettes et champignons
- Salade de tomate, maïs, thon, olive, poivron et menthe…

Salade complète (été) : carottes, concombre, fenouil, tomates, haricots verts, olives, œuf mollet, anchois, maïs BIO, pommes de terre, ail, échalotes.

Salade complète (automne) : tomates, champignons, œuf mollet, pignons, noix, persil, carottes râpées, mesclun.

Salade oméga 3 : harengs (ou maquereau ou sardine), pommes de terre, oignon rouge, algues (Nori), noix, graines de lin, huile de carthame et jus de citron.

Salade minceur : tomates, ananas, cèleri, roquette, avocat, olive, ail, persil, pignons, coriandre, graines de lin, ail, huile de carthame et jus de citron.

Légumes

Choisissez 1 ou 2 légumes/repas ci-dessous : les légumes vapeur ou poêlés doivent être consommés mi cuits et peuvent être arrosés d'un filet d'huile végétale de 1ère pression à froid surtout riche en oméga 3 (colza, noix, lin). Salez peu et en fin de cuisson. Quantité de légumes verts : environ 100g (homme 120 g).

- Carottes et pommes de terre à l'étouffée, échalote et persil
- Epinards et navets vapeur arrosé d'un filet d'huile d'olive
- Carottes et fenouil vapeur, persil
- Epinards, fromage de brebis fondu
- Pois gourmands mijotés aux oignons
- Chou-fleur vapeur douce
- Endives braisées
- Petit pois frais aux petits oignons
- Fenouil vapeur
- Aubergines poêlée à l'eau et un peu d'huile
- Brocolis vapeur et graines de sésame
- Haricots verts vapeur avec persil et ail
- Asperges sauce printanière
- Blettes à la vapeur douce saupoudrées de son d'avoine
- Flageolets, haricots verts et oignons mijotés
- Salsifis vapeur au coulis de tomates
- Navets et haricots verts vapeur croquants
- Terrine de légumes et coulis de tomates
- Trio de courgettes, carottes et navet
- Petits pois frais et carottes
- Haricots verts sautés à l'ail et persil
- Igname vapeur puis gratinée au four
- Gratin de fenouil
- Gratin d'endives
- Gratin de cardons
- Gratin de patates douces, ail, persil, crème de soja BIO
- Clafouti aux courges musquées

- Courgettes et échalotes à l'étouffée
- Haricots verts vapeur, poêlé, ail et persil
- Ratatouille provençale
- Navets et haricots verts vapeur croquants
- Purée de potiron, ail et coriandre
- Blettes vapeur et crème de soja BIO
- Terrine de légumes au coulis de tomates
- Flan de courgettes et feuilles de menthe
- Brocolis vapeur, persil
- Méli-mélo de légumes (ail, courgettes, brocolis, navets, carottes) à l'étouffée, persil
- Endives au four gratinées au parmesan
- Chou-fleur vapeur et crème de soja BIO
- Riz rouge de Camargue à la tomate, ail et aubergine
- Courgettes et tomates mijotées à l'ail, persil
- Farcis à la niçoise : courgette, aubergines, tomates…
- Tomates à la provençale
- Tajine de légumes au millet
- Petits pois frais et carottes
- Gratin de brocolis ou d'aubergines
- Brocolis vapeur et champignons
- Tajine de légumes au millet
- Boulettes de sarrasin et haricots verts
- Gratin d'endives au boulgour
- Epinards béchamel au four et œuf mollet
- Salsifis à la crème de soja BIO
- Wok de légumes
- Gratin Dauphinois (pas de glucides ensuite)…

Glucides (céréales, féculent)

Choisissez 1 seul glucide par repas ci-dessous. Quantité : Riz Basmati, riz complet, boulgour, quinoa, pâtes semi-complètes ou complètes, pommes de terre, etc. = 40g crues ou 100 g cuites (homme + 20g) = 1 tranche de pain complet de 30 g.

- 1 Tranche de pain de seigle bio
- 1 Tranche de pain complet bio
- 1 Tranche de pain aux céréales bio
- 1 Galette au riz complet au sésame
- 1 Galette d'orge
- 1 Crêpe au sarrasin
- Riz rouge de camargue, oignons et tomates
- Riz basmati
- Riz complet (sans proteine ensuite)
- Boulgour
- Semoule de blé
- Boulgour de riz à l'oignon et courgettes
- Quinoa à l'oignon rouge
- Galette de quinoa aux poireaux
- Fèves et champignon vapeur
- Tagliatelles semi-complètes au pestou

- Spaghettis de quinoa, tomates et basilic
- Pâtes de konjac aux palourdes
- Pâtes de konjac, gingembre, coriandre
- 1 Poivron farci au quinoa
- Pâtes semi-complètes aux courgettes et pointes d'asperges
- Patates douces mijotées avec de l'ail et du persil
- Pommes de terre en papillote, crème de soja
- Pommes de terre vapeur persillées, noisette de beurre cru
- Bombine (pommes de terre, laurier, olives noires mijotées)
- Crêpe au sarrasin, jambon blanc/ ou œuf, fromage fermier fondu (comté, beaufort, …)
- Galette de pommes de terre à l'huile d'olive
- Maïs bio sans OGM froid ou chauffé
- Rizotto de sarrasin…

Protéine

Choisissez 1 seule protéine végétale ou animale par jour ci-dessous : 1 protéine végétale (légumineuse) = 40 g crues ou 100 g cuites (+ 20 g pour un homme). 1 protéine animale : viande 2 fois/semaine, femme 70 g, homme 90 g. Poisson 2 à 3 fois/ semaine, femme 90 g, homme 120 g. Tofu = 100 g environ.

Viande :

- Escalope de veau
- Veau vapeur roulé aux cèpes, lentilles corail
- Roulé de dinde au curcuma
- Blanc de dinde au curry
- Lapin (râble) à la moutarde
- Blanc de poulet fermier
- Poulet vapeur mariné coco et citron vert, sauce fromage blanc, wasabi
- Blanc de pintade (aux pruneaux)
- Poule en cocotte (et fenouil braisé)
- Caille ou pigeon aux raisins
- Aiguillette de canard aux pleurotes
- Emincé de canard (aux navets)
- Filet mignon de porc aux abricots secs
- Tranche de gigot d'agneau (haricot beurre)
- Champignons à l'étouffée, ail et persil
- Lentilles du Puy
- Endives au jambon maigre
- Perdreau (au chou vert)
- Œufs cocotte (5 mn de cuisson)
- 1 tranche de jambon blanc à l'os, maigre
- 1 tranche de jambon fumé
- Carpaccio de bœuf
- Pavé d'autruche poêlé aux raisins secs
- Tofu BIO poêlé ou fumé, avec herbes
- Tournedos de chevreuil poêlé (et brocolis)

- Civet de lièvre
- Faisan en rôti au four (avec pommes)
- Steak haché 5% de matière grasse
- Tomates farcies
- Courgettes farcies
- Escalope de veau aux champignons
- Blanc de poulet fermier
- Aiguillettes de canard à l'orange
- Rôti de dindonneau
- Rôti de veau aux pruneaux
- Filet de bœuf à la truffe
- Lapin chasseur aux cèpes
- Lapin vapeur roulé à la sauge, moutarde
- Langue de bœuf sauce piquante
- Coquelet rôti
- Tomates farcies au chèvre
- Viande de grison
- Civet de sanglier aux girolles
- Escargots à la catalane ou à l'ail persillé
- Omelette baveuse aux cèpes
- Omelette baveuse à l'oseille
- Œufs cocotte (5 mn de cuisson) au gouda de chèvre râpé
- 4 ou 5 tranches de viande de Grison
- 2 tranches de jambon sec fumé.

Ou Poisson :

- Maquereau mariné au citron et herbes
- Sardines grillées
- Saumon sauvage en papillote, ciboulette, coriandre et gingembre (courgette, chou)
- Filets de hareng aux oignons et algues
- Filet de colin en papillote
- Crevettes sauvages de Madagascar poêlées
- Loup au sabayon de fenouil à l'étouffée
- Turbot aux salicornes (algues) et aubergines
- Coquille Saint Jacques poêlée, échalotes et jus de citron
- Langouste au piment d'Espelette
- Homard breton sauce Himalaya aux algues
- Brandade de morue maison
- Pavé de bar au four (choux de Bruxelles, petits navets, citron vert)
- Dorade au four, citron, tomates, et herbes
- Thon rouge poêlé au fenouil et coriandre
- Truite meunière aux amandes
- Panier vapeur de filet de lieu mariné
- Cabillaud en panier vapeur (et légumes)
- Sole en panier vapeur (potiron, haricot blanc, tomate, coriandre)
- Moules aux échalotes et crème de soja BIO
- Tartare de thon
- Tartare de saumon
- Terrine de poisson
- Sushi frais saumon, thon, crevette, etc.
- Fruits de mer (bulots, huîtres, crabe, ...)

- Rouget en papillote et cannelle
- Rouget vapeur, boulgour et fruits secs
- Filet de truite aux amandes
- Cabillaud à la provençale ou aux cèpes
- Filet d'aiglefin sauce oseille
- Colin à la norvégienne
- Soufflet au sabre et millet
- Filet de sole poêlé à l'aneth (et coco blanc)
- 1 tranche de saumon fumé
- Filet de limande au citron
- Lieu noir sur lit de cresson, sauce coco
- Turbo vapeur
- Filet de Perche du Nil
- Filet de lotte
- Saumon en sauce au thé vert et citron vert
- Pot au feu de la mer (marmite du pêcheur)
- Salade de poisson au citron vert et citronnelle
- Noix de Saint-Jacques sur blanc de poireaux émincé
- Scampis aux fines herbes
- Foie de morue.

Ou Légumineuses (féculents et protéines à midi) :

- Lentilles du puy
- Lentilles corail
- Haricots blancs à la sauge
- Fèves
- Soja
- Petits pois
- Pois chiches
- Haricots de lima
- Chili végétarien aux haricots noirs
- Couscous de légumes et pois chiches
- Curry de fèves et lentilles roses
- Boulettes de lentilles corail
- Carpaccio de bœuf sur salade de lentilles, roquette et ciboulette

Desserts

Seulement si vous avez très faim et uniquement à midi, au choix.
Dessert :

- 1 yaourt de brebis
- 1 petit suisse
- 1 yaourt de soja à la cerise
- 1 petite faisselle, cannelle et sirop d'agave
- 1 flan au caramel
- 1 flan au lait de riz
- 1 crème de soja à la vanille (arôme naturel) …

Desserts à base de fruits (mieux entre les repas) :

- Sorbet de fruits
- Pastèque
- Salade de fruits rouge et kiwi
- Salade d'oranges et cannelle
- Myrtilles sur panacotta
- 1 pomme (peut se prendre en fin de repas)
- Tranche d'ananas frais (pas en boîte)
- Ananas au fromage blanc
- Pêches coupées et feuilles de menthe

- Compotée rhubarbe-fraises à la pistache
- Pommes ou poire au four et glace vanille de Madagascar
- Clafoutis pomme et cannelle
- Clafoutis de cerises ou griottes
- Clafoutis de poires et groseilles
- Compote maison de pommes ou poires sans sucre ajouté …

Dessert riche – une fois par semaine :
- Tarte aux fraises et kiwis
- Tarte aux fraises et à la rhubarbe
- Tartes aux pommes ou prunes
- Charlotte aux fraises
- Agar Agar au chocolat
- Mousse légère au chocolat
- Muffin au chocolat ou aux myrtilles (cranberry)
- Crumble pomme poires au chocolat
- Brownie à l'épeautre (plus léger)…

Vers 16 ou 17h

1 ou 2 fruits frais de saison ou 1 tasse de fruits rouges mélangés avec 1 yaourt de brebis (sucre : stévia naturelle, sirop d'agave) ou 1 jus de fruit frais maison ou de myrtille, guarana ou grenade ; ou 1 barre de chocolat noir artisanal sans additifs ni sucre ajouté, si vous en avez envie ; ou 3 noix ou amandes si vous avez vraiment faim. 1 thé vert ou une infusion.

Diner

Entrée crudités + Légumes + Céréales (pas de féculent ni dessert). **Choisissez dans nos menus ci-dessus un aliment** de chacune des 5 catégories ou optez pour une soupe maison copieuse, suivie d'une céréale, par ex. d'une portion de lentilles, ou d'1 tranche de pain complet BIO.

Soupes maison – pas de soupe en sachet ni de bouillon cube !
- Bouillon de poireaux
- Bisque de homard
- Gaspacho maison
- Potage de cresson
- Soupe aux choux
- Soupe de poireaux et pommes de terre
- Soupe d'ortie (orties, patate douce)
- Soupe de potiron, ail, coriandre
- Soupe aux fanes de radis, pommes de terre, ail et lait de coco
- Soupe de légumes
- Soupe de poissons
- Soupe de tomates
- Soupe de carottes et coriandre
- Soupe de carottes au curry
- Soupe de courge, ail, et pommes de terre
- Soupe à l'oseille et pommes de terre
- Soupe de cresson et pommes de terre
- Soupe de poireaux et pommes de terre

- Soupe à l'oignon et 1 cs huile d'olive
- Soupe de lentilles corail et coriandre
- Soupe Miso
- Soupe de brocolis
- Velouté d'asperges ou de champignons
- Velouté de courgettes
- Velouté d'asperges, champignons
- Velouté froid de betterave
- Soupe au pistou (en repas).

Soupe brûle-graisse : 1 chou blanc, 2 branches de cèleri, bouquet garni, 3 gros oignons, 2 gousses d'ail, 1 grosse tomate pelée, 1,5 l d'eau, 1 poivron rouge ou vert, sel, poivre, curcuma, persil. Coupez les légumes en petits morceau et laissez bouillir 10 minutes avec un couvercle.

Après le diner

Une petite tisane détente ou drainante le soir de temps en temps.

Passage à la phase 4. Après plusieurs mois de menus Silhouette Détox et de perte progressive de vos kilos, vous avez atteint votre poids idéal. Il est désormais temps de passer au but ultime, l'étape 4 qui est le maintien de votre poids idéal A VIE !

Étape 4 : ma philosophie de vie

Plaisir au quotidien

A qui s'adresse cette étape ? A ceux qui veulent maintenir leur poids, faire attention à leur ligne, ou même perdre quelques petits kilos superflus et être en forme.

Le but de cette phase est de profiter de la vie sans vous soucier de votre poids.

Objectif : adopter le style de vie et comportement alimentaire adapté à votre nouvelle silhouette (nutrition, sport, affectif) tout en vous faisant plaisir et en sachant réguler si besoin.

Combien de temps dure cette étape ? Toute la vie, car elle devient votre philosophie de vie au quotidien (avec quelques ajustements en vieillissant puisque le métabolisme et les besoins changent).

Le Régime Harmonie Santé est une Philosophie de vie au quotidien – Il ne s'agit pas d'un régime privatif, mais au contraire de profiter de la vie intelligemment en régissant mieux son alimentation, son mental et son physique, tel un régime de vie au sens propre du terme, du latin *regerer* = diriger. Ce n'est donc pas la restriction mais au contraire l'harmonie entre les divers aspects de la vie qui permet de garder sa silhouette et sa santé. Désormais mieux informé, vous êtes capable de mieux gérer votre stress, vos repas, vos comportements.

Pour une vie équilibrée, nous retrouvons ici encore les mêmes directives, ces **3 dimensions clé** que sont l'axe mental, l'axe physique et l'axe nutritionnel puisque les aliments et les boissons nourrissent le corps et le cerveau.

1. Dimension mentale

La santé mentale est primordiale : ne négligez jamais l'impact de vos émotions, on ne peut pas s'empêcher d'en avoir, mais on peut les gérer, ce qui change la façon de voir les choses et de les vivre. En cas de contrariété, de coups durs, surtout pensez au détachement émotionnel qui permet le recul pour mieux appréhender la situation et de s'adapter pour trouver une solution. De temps en temps, répétez : « Je réussi ce que j'entreprends… ».

Pour votre équilibre personnel, appliquez les **10 conseils de philosophie de vie** énoncés en ETAPE 2, à savoir :

1. Je suis acteur de ma propre vie.
2. Pour être heureux, je vis le présent car « présent » signifie « cadeau ».
3. J'adopte la pensée positive comme mode de réponse au stress
4. Je n'oublie pas de rire, c'est bon pour ma santé !
5. Je pratique le détachement émotionnel, le recul face aux situations
6. J'accepte la réalité (admettre – reconnaître)
7. « Changer » signifie opportunité et non pas perte
8. Je prends le temps de vivre et je me fais plaisir
9. Je n'oublie pas de partager, c'est l'équilibre « donner-recevoir »
10. Je m'assure d'être inséré socialement.

Equilibre émotionnel : pour un mental fort et une vie plus agréable, essayez de mieux maitriser vos pensées, votre confiance en vous et en l'avenir, sentez les opportunités et le bonheur en vous, l'amour que vous pouvez partager... Rendez-vous utile avec les autres, cela accroit le sentiment d'exister. Etre apprécié et aider autrui est valorisant et rappelle que l'on est utile. La dimension spirituelle est aussi très importante pour votre sérénité (foi, croyances, confiance, espoir...).

Votre stabilité pondérale réside dans l'équilibre de ces forces. Occupez-vous de vous-même, aimez-vous et partagez avec les autres sans jugement !

2. Dimension physique

Nous en avons déjà parlé en Etape 2 et 3, pour rappel, il s'agit de :

La dépense physique

Se dépenser physiquement au quotidien : marche, escalier... au moins 2 x 15mn/jour. Faire du sport 1 ou 2 fois/semaine si possible et de préférence en plein air : cela tonifie le corps, raffermit les muscles. La transpiration et la respiration permettent une meilleure élimination des toxines. Pensez aussi aux exercices de souplesse, d'équilibre, d'étirements. Le sport vide la tête et apporte une meilleure oxygénation des cellules du corps et du cerveau, l'énergie circule mieux, vous êtes plus dynamique et bénéficiez d'une meilleure concentration, d'une plus grande force en vous.

Se reposer et se ressourcer

Trouver tous les jours un petit moment pour soi, si petit soit-il, est primordial. Se reposer un peu au quotidien est indispensable à votre bien-être et au rééquilibrage de votre énergie.

Par ailleurs, se ressourcer une ou plusieurs fois/semaine est complémentaire au repos quotidien pour reprendre de l'énergie, pour prendre le soleil, respirer l'air frais, marcher dans les bois ou dans un parc car la nature est une excellente source d'énergie positive pour vous aider à vous recharger. Pensez aux picnics... Pour les citadins sans voiture, profitez des parcs, bord de fleuve, etc.

Le sommeil

Respectez votre sommeil, évitez le réveil qui sonne à 7h en plein rêve : notez vos heures de sommeil pour comprendre vos cycles et réglez la sonnerie à la fin d'un cycle. La température idéale pour bien dormir est d'environ 19°C. En cas de stress en journée, notez tout sur un papier avant de vous coucher pour dégager l'esprit pendant la nuit, idem pour ce que vous devez faire le lendemain, listez vos actions afin de vous libérer. N'hésitez pas à vous masser les pieds avant de vous coucher, par exemple devant la télé.

Tisanes pour bien dormir : valériane, passiflore, camomille, tilleul, fleur d'oranger...

Bien-être du corps

De temps en temps, offrez-vous des massages tonifiants ou relaxants, le sauna ou hammam, des séances de réflexologie, d'ostéopathie si besoin, faites des bilans sanguin pour surveiller votre diabète, cholestérol, etc. Pesez-vous une fois par mois si vous le désirez. Consultez de temps en temps pour faire un bilan médical, surtout avec l'avancée en âge. Bref, surveillez votre santé.

La sexualité

La sexualité est l'expression du corps et de l'âme, elle permet le bien-être et fait partie de l'équilibre donner-recevoir. Valorisez votre sensualité, profitez-en.

Répétons-le : soignez votre image, tenez-vous droit, soyez fier d'être vous !

3. Dimention nutrition

Mangez utile ! Pensez aux 3 dimensions clé : équilibre-quantité-qualité.

Rien de tel que de manger équilibré le plus souvent possible en offrant à votre corps les 7 molécules alimentaires naturelles dont il a besoin, c'est-à-dire les 5 familles d'aliments + l'eau + l'ADN/ARN qui est déjà dans les aliments.

Mangez en quantité égale à vos besoins, quitte à réguler après les excès festifs. C'est l'équilibre besoins-dépenses.

Misez sur les aliments de qualité, sains et complets, frais et saisonniers, non pollués et non transformés. Evincez les produits néfastes et toxiques issues d'aliments industriels raffinés, hydrogénés, pasteurisés, plein de pesticides, d'additifs et autres polluants car l'encrassent favorise le stockage des graisses et les maladies. Détoxiquez et nettoyez votre corps de temps en temps. Fuyez les calories vides.

Principe d'un menu équilibré – rappel :

Petit-déjeuner = liquide + glucides + lipides + protéines + vitamines.

Entre les repas = fruits frais non traité ou traité naturellement, de saison, jus de fruit frais maison ou avec pulpe…

Midi = crudités + légumineuse ou protéine + légumes + céréales.

Pour le gouter = fruits frais de saison ou en en salade de fruits ou en purée sur une tranche de pain bio ou galettes d'épeautre/sarrasin/quinoa)… ; oléagineux (noix, amandes, noix cajou) ; chocolat noir ; houmous ou tapenade avec des bâtonnets de légumes crus.

Diner = crudités ou soupe + légumes + céréales (+ dessert si besoin).

Pour votre santé, vos aliments doivent être frais, locaux et de saison, non traités ou BIO, non transformés, cuits à cuisson douce avec une huile vierge de 1ère pression à froid.

Ratio par catégorie d'aliment : en proportion, selon votre activité physique et intellectuelle, condition climatique, stress, âge, etc. vous devriez consommer :
Glucides 40 à 65 % des calories totales.
Lipides 20 à 35 % des calories totales.
Protides 12 à 15 % des calories totales.

Malheureusement aujourd'hui, nous consommons des glucides raffinés dépourvus de richesse nutritionnelle, des mauvais lipides (graisses animales, graisses saturées type huile de palme, beurre pasteurisé, charcuteries, sauces, pâtisseries, biscuits, viennoiseries, etc.), sans oublier les sucres et graisses cachés notamment dans les plats préparés, produits traiteurs, jus de fruits, sodas, et autres produits industriels, et beaucoup trop de protéines animales (viande, œufs, poissons, charcuterie…).

Nos 20 conseils nutrition – résumé :

1. Mangez coloré et varié pour stimuler votre métabolisme et mieux brûler vos calories.

2. Mangez vivant, 1 crudité minimum/jour pour stimuler vos enzymes.

3. Mangez vos fruits entre les repas.

4. Altérez les légumes brûle-graisse, à énergie négative ou drainants.

5. Favorisez le non traité ou le BIO, surtout les fruits, légumes, œufs et céréales.

6. Evitez les produits transformés, raffinés, hydrogénés, allégés, conserves, plats préparés.

7. Huiles de 1ère pression à froid (non raffinées), variez-les : olive, colza, lin, carthame, sésame, pépin de raisin, tournesol, noix, argan…

8. Les produits laitiers au lait cru ou entier se mangent plutôt le matin ou à midi.

9. Les féculents, protéines se mangent préférablement à midi, évitez-les le soir.

10. Poisson sauvage 2 à 3 fois/semaine, viande 2 fois/semaine maximum, œufs 2 fois/semaine, charcuterie crue séchée ou fumée. Evitez la charcuterie cuite.

11. Œufs BIO peu cuits : crus, à la coque, mollets, omelettes baveuses, œufs brouillés peu cuits.

12. STOP aux céréales raffinées, pain complets et légumineuses industrielles : prenez-les BIO sinon vous avalez trop de pesticides et donc trop de toxines qui encrassent le corps !

13. Variez les farines BIO : blé T85, T110, T130, petit épeautre, grand épeautre, sarrasin…

14. Cuisson douce à la vapeur, mijotée, en papillote, au bain-marie… Pas de friture, ni cocote minute, ni micro-ondes, ni flammes au BBQ…

15. Buvez entre les repas, assurez-vous de bien éliminer, consommez des fibres (cellulose), évitez de boire en mangeant.

16. Mâchez bien, appréciez, dégustez, cessez de manger dès que la satiété se fait sentir.

17. Evitez les alcools de distillation, préférez les alcools de macération : vin, bière, cidre, champagne, crémant, porto…

18. Pas d'OGM, attention au maïs, blé, colza, soja (lait, yaourt, lécithine de soja dans les biscuits, tofu…) !

19. Pas de grignotage entre les repas, évitez de sauter des repas.

20. N'oubliez pas de vous détoxiquer de temps en temps, en cure de

printemps, d'automne, ou après d'importantes périodes festives pour laisser la place aux nouveaux nutriments.

Note : pour la cuisson au four ou en papillote, prenez du papier sulfurisé, pas d'aluminium.

Soyez un consommateur responsable, maître de vos choix, de vos achats, de votre façon de conserver et de cuire les aliments, donc de votre santé !

Autres petits conseils nutritionnels

Pensez aux Oméga 3, ces bonnes graisses aident à se débarrasser des mauvaises graisses : on les trouve dans le poisson gras (maquereau, hareng, sardines, saumon, truite, anchois…), les huiles de colza, noix, soja… Ils stimulent des chaînes de réaction qui maîtrisent la circulation des sucres dans le corps et évitent son encrassage par les mauvaises graisses. Ils interviennent sur des capteurs qui agissent au niveau de la production d'insuline, du stockage des graisses, de la sensation de satiété réduisant l'appétit.

Restez gourmand ! Vous pouvez consommer du chocolat noir de qualité, de préférence artisanal (pas au lait plein de sucres, de beurre de cacao, additifs !), des quiches, tarte aux légumes, gâteaux et tartes aux fruits mais faites maison à base de produits de qualité : farine BIO non raffinée de blé T85 ou T110 (pas blanche) ou de petit épeautre, œufs BIO, beurre cru BIO ou yaourt de soja BIO, huile de 1ère pression à froid, fruits et légumes non traités. Evitez les produits transformés, raffinés, pasteurisés, allégés, grillés…

Pas le temps d'acheter ? Achetez peu et mieux, non traité ou BIO et faites-vous livrer, ou achetez le week-end directement chez le producteur du coin.

Pas le temps de cuisiner ? Pour les crudités, coupez-les au dernier moment pour bénéficier des vitamines. Cuisinez rapide :

- salade et omelette baveuse, plat ou légumes surgelés mijotés pendant que vous aidez vos enfants à faire leur devoirs ou qu'ils se mettent en pyjama
- potage maison préparé d'avance pour 2 diners
- purée maison (les pommes de terres cuites avec la peau s'épluchent très vite, écrasez-les avec de l'huile d'olive ou du lait frais entier BIO, noix muscade)
- poisson surgelé sauvage/tomates au four
- gratin de légumes surgelés…

Manger 5 fruits et légumes par jour n'est pas bon pour la santé s'ils sont pleins d'engrais chimiques et de pesticides, mieux vaut en manger 2 ou 3 mais sains, c'est-à-dire non traités ou traités naturellement ou BIO, locaux et de saison.

Stimulez votre métabolisme : les fruits et crudités apportent des vitamines qui stimulent vos enzymes et donc votre métabolisme, vous brûlez mieux vos calories et êtes en forme.

Pour être au top après le repas, misez sur les crudités et mangez moins de féculents, et surtout pas d'alcool. Les fruits et crudités offrent une meilleure performance intellectuelle que les féculents (ex. pâtes) qui entrainent une digestion plus lourde, et l'alcool fatigue.

Mieux vaut un repas riche à midi que le soir, mais certains préfèrent l'inverse, rien ne sert de tout changer, mieux vaut pratiquer ce qui vous convient le mieux en trouvant un compromis entre la diététique et votre personnalité. Suivez votre instinct.

Adaptez votre alimentation à l'âge, par exemple à la ménopause et l'andropause, votre métabolisme baisse. Mieux vaut alors privilégier les féculents et produits laitiers au déjeuner et les légumes et protéines le soir, boire l'alcool de préférence de macération et avec grande modération, reprendre une activité physique régulière pour maintenir votre masse musculaire qui baisse aussi avec l'âge, laquelle maintiendra d'ailleurs mieux votre squelette pour éviter l'affaissement et le tassement. Après les repas, alternez tisanes détente et drainante pour mieux vous débarrasser des toxines, évitez de vous allonger pendant la digestion.

Faites-vous suivre régulièrement par un praticien, vérifiez votre santé, tension, cholestérol, diabète, etc. pour détecter d'éventuels besoins en compléments alimentaires.

Le secret de la ligne : on dit que pour rester mince, il faut sortir de table avec encore une petite place ! Difficile surtout si l'on est gourmand... En tous cas, essayez au moins de respecter l'équilibre Besoins-Dépenses, de manger des aliments sains et moins pollués, en quantité égale à vos besoins, en faisant un petit exercice au quotidien, et en vous efforçant de mieux gérer votre stress. *Pour plus de détail sur les aliments, voir Partie I– Les bases de l'alimentation p.28.*

En conclusion sur la philosophie de vie : votre équilibre mental, physique et nutritionnel est primordial pour votre bien-être et donc pour la maîtrise de votre poids idéal. La vie est si courte ! N'oubliez pas d'accepter de changer votre monde intérieur pour mieux embrasser le monde extérieur, cela passe par l'amour et l'estime de soi, le respect des autres, la bienveillance, le pardon, la compassion, l'amour, et bien d'autres choses encore…

MIEUX S'ALIMENTER

Ici nous parlons de qualité d'aliments, d'association alimentaire et de cuisson.

Vos amis silhouette

Ce sont les aliments qui apportent peu de calories, qui permettent d'éliminer et qui offrent des vitamines et minéraux bénéfiques à votre organisme.

Aliments drainants

Un aliment drainant n'apporte pas ou peu de calories, il contient beaucoup d'eau et a des effets diurétiques qui réduisent la rétention d'eau dans le corps, ou il contribue à un bon transit intestinal et donc à une bonne élimination. Il stimule la digestion, peut aider le foie, être dépuratif et parfois brûle-graisses.

Quelques exemples :

- Alchemille
- Alfalfa
- Arroche
- Artichaut
- Asperge
- Bambou (pousses)
- Cardon
- Carotte
- Céleri-branche
- Cèleri-rave
- Chicorée
- Chitosan
- Chayote, Christophine ou Chouchou
- Chicorée scarole et chicorée frisée
- Chou vert et chou frisé
- Chou-fleur
- Chou de Bruxelles
- Chou de Milan
- Chou cabus et quintzal d'Alsace
- Citrouille ou Courges coureuses, Giraumon ou Turban, Potiron ou Potimarron
- Coloquinte ou Gourde Bouteille
- Concombre et cornichon
- Courge musquée
- Courge, Courgette, Pâtisson
- Crambé Maritime
- Cresson Alénois
- Crosne du Japon
- Endive Witloof ou Chicorée sauvage ou Chicon
- Epinard
- Epinard de Malabar
- Fenouil Bulbe
- Fenouil
- Fève
- Fucus
- Glaciale ou Ficoïde glaciale (salade)
- Glycerie Flottante
- Gombo Okra
- Grande Bardane
- Haricots verts, à filets, à écosser (secs)
- Laitues (variétés type Romaine, Pommée, Batavia, Italienne)
- Lentilles (lentilles vertes du Puy,

lentilles blonde, lentilles corail)
- Mâche
- Manioc
- Navet
- Oignon
- Ortie brûlante
- Ortie
- Ortosiphon
- Pachyrhizus (tubercule)
- Palmite ou cœur de palmier
- Panais
- Patate douce
- Patole ou Serpent végétal (légume-fruit)
- Patte d'Ours ou Berce Commune (feuilles, fruits et racines séchées au soleil à cuire en légume vert)
- Persil frisé ou plat
- Petits pois et pois mange-tout (pois gourmands)
- Piloselle
- Pissenlits
- Poireaux
- Poivron
- Pomme de merveille ou Momordique
- Pommes de terre
- Potimarron
- Radis rose, noir, japonais ou Daïkon
- Reine-des-prés
- Rhubarbe
- Ruscus
- Rutabaga
- Salicorne (crue en salade, ou cuite)
- Salsifis
- Scorsonère (racine râpée en salade ou cuite)
- Soja
- Souchet Comestible (plante herbacée, en légume, purée, potage)
- Tomate
- Tania
- Topinambour.

En boisson : pensez au thé vert, thé de Java, tilleul, infusion de queues de cerises ...

Consommer des aliments drainants souvent pour bien éliminer et garder la ligne !

Bruleurs de graisse naturels

Trop de capitons ? Prenez des brûleurs de graisse qui stimulent le métabolisme, lequel brûle vos graisses. Ces types d'aliments sont riches en eau et en fibres, et plutôt faibles en calories.

TOP 30 des fruits brûle-graisses (frais ou en comprimés)
- Abricot
- Ananas
- Avocat
- Baies d'acaï – baies de goji
- Banane
- Cambogia
- Clémentine
- Cerise
- Citron
- Framboise
- Fraise

- Grenade
- Groseille
- Guarana
- Kiwi
- Mangue
- Melon (surtout melon amer)
- Mûre
- Myrtille
- Nectarine
- Orange
- Pamplemousse
- Papaye
- Pastèque
- Pêche
- Poire
- Pomme
- Pruneau
- Raisin.

L'organisme utilise la vitamine C pour éliminer vos graisses. Les fibres contribuent aussi à une bonne élimination. Le manganèse des fraises influe sur les hormones au rôle amincissant, le resvératrol du raisin augmente le métabolisme de base, le potassium a une action diurétique, le citron et le pamplemousse dissolvent les graisses, la pectine de la pomme favorise le métabolisme des lipides. **Notre conseil :** mangez vos fruits à jeun (entre les repas) et préférez-les frais, de saison et non traités.

TOP 20 des légumes brûle-graisses :

- Ail
- Artichaut
- Asperge
- Aubergine
- Betterave
- Brocoli
- Carotte
- Cèleri
- Champignon
- Les choux
- Concombre
- Courgette
- Endive
- Épinards
- Haricots verts
- Navet
- Oignon
- Poivron (surtout rouge)
- Radis
- Tomate.

Notre conseil : mangez-les en crudités pour bénéficier des vitamines et oligo-éléments, ou croquants. Le cèleri, poivron… sont riches en vitamines C et influent sur la production de noradrénaline (neuromédiateur) qui dégrade la masse adipeuse. La protéine végétale osmotine présente dans de nombreuses plantes est similaire à l'adiponectine (humaine) qui élimine les réserves lipidiques. N'oubliez pas le chou régulateur du métabolisme des lipides et glucides.

TOP 14 des plantes, racines, algues, arbustes : reportez-vous au Menu Radical Détox qui liste les principaux brûleurs de graisse et draineurs naturels en magasin diététique ou pharmacie. Pensez au thé vert et tisanes.

Calories négatives

Un aliment à calorie négative nécessite plus de calories pour le digérer que la valeur calorique qu'il apporte. Il permet une combustion efficace des réserves de graisses en éliminant plus facilement les excès acides de l'organisme. Ils sont riches en vitamines, minéraux et enzymes.

Quelques fruits et légumes à calories négatives.
Fruits :

- Abricot
- Ananas
- Banane
- Clémentine
- Cantaloup
- Canneberge
- Cassis
- Cerise
- Chayotte
- Citron
- Citron vert
- Coing
- Fraise
- Framboise
- Kaki
- Kiwi
- Kumquat
- Litchi
- Longane
- Grenade
- Mandarine
- Melon
- Mûres, Myrtilles
- Nectarine
- Orange
- Pamplemousse
- Papaye, Pastèque
- Pêche
- Pomme
- Poire
- Prune
- Prune de Damas
- Pruneau
- Raisin blanc
- Raison noir
- Raisin de Corinthe
- Rhubarbe
- Tangerine.

Légumes :

- Artichaut
- Asperge
- Aubergine
- Ail
- Betteraves Brocolis
- Bettes
- Basilic
- Caféine
- Carotte
- Cèleri
- Tous les Choux
- Champignon
- Chicorée
- Concombre
- Cerfeuil
- Ciboulette
- Citrouille
- Concombre
- Courge
- Corossol
- Cresson
- Daïkon (radis japonais)

- Epinards
- Endives
- Echalotes
- Epices
- Estragon
- Fenouil
- Gombo
- Haricots verts et autres variétés
- Laitue
- Maïs
- Menthe
- Navet
- Oignon
- Oseille
- Patates douces
- Panais
- Persil
- Petits pois
- Pissenlit
- Plantain
- Poireau
- Poivron
- Radis noir
- Salades en général
- Salsifis
- Sarriette
- Sauge
- Tomate
- Thym
- Zucchini.

Notre conseil : mangez vos fruits à jeun et vos légumes 1x/jour en crudité et 1x/jour croquants, le céleri (10 à 20 Kcal) serait le plus efficace car il consomme environ 100 Kcal pour assimiler 5 Kcal ingérées, soit un différentiel de 95 Kcal pris sur votre stock de graisse !

Poissons et fruits de mer à calories négatives :

- Bar
- Cabillaud
- Carpe
- Crevette
- Ecrevisse
- Flet
- Grenouilles
- Homard
- Huître
- Laminaires (algues)
- Langouste
- Moule
- Morue
- Ormeau
- Palourde
- Perche
- Thon
- Truite.

Coupe-faim naturels et modérateurs d'appétit

Les coupe-faim réduisent l'appétit mais ils ne doivent être pris que temporairement pour vous aider à réguler l'appétit, lequel relève du cerveau (hypothalamus) qui contrôle la prise alimentaire, l'affectif, etc. Ils agissent sur les centres nerveux qui commandent la faim ou le plaisir de manger, ils réduisent les pulsions alimentaires. Dans la durée, ils sont inefficaces et dangereux pour la santé, ils peuvent entrainer des carences, de la fatigue, un dérèglement de la chaîne d'assimilation et de digestion. Sur avis médical. Attention aux contre-indications.

Quelques coupe-faim naturels ou modérateurs d'appétit, de préférence BIO :

- Agar Agar (algue) en poudre ¼ d'heure avant le repas dans le thé, café, infusion, soupe
- Gomme de caroube (graines du fruit du caroubier) ou E410, en poudre
- Fucus (algue brune) en gélules ou 1 cc/jour avant les repas
- Garcinia cambogia (fruit d'arbuste) en gélules
- Farine de Guar (haricot broyé) en poudre
- Gurmar en gélule
- Gymnema Sylvestris (plante) freine l'appétit des sucreries, améliore la fonction du pancréas, bloque l'assimilation du sucre dans le sang
- Hoodia (cactus) en comprimés
- Konjac (racine) en poudre, vermicelle ou sur vos sauces
- Maté ou café vert (plante Yerba Maté) en infusion ou en complément alimentaire
- Noni (arbrisseau donnant fruits et graines similaires aux pignons de pin) en jus ou en ampoules
- Nopal (issu de la figue de barbarie) en poudre, gélule ou comprimé après les repas
- Pectine de pommes en poudre…

Note : ne négligez jamais l'aspect psychologique de votre comportement alimentaire, seule la résolution de la cause du problème de vie apporte une solution long-terme.

Détox

Durant une petite phase détox, allégez vos repas et buvez plus entre les repas. Mangez moins gras et plus de fruits et légumes drainants. Certaines plantes ont des actions intéressantes :

Diurétique, désintoxiquant :

- Agropyrum repens (vermifuge),
- Aigremoine,
- Bardane,
- Bouleau,
- Bruyère,
- Cassis ou bourgeon de cassis,
- Cèleri,
- Christe marine,
- Damiana (turnera diffusa),
- Genévrier,
- Hibiscus,
- Pilosella,
- Pissenlit,
- Queues de cerise,
- Reine des prés,
- Resveratrol du raisin, de la mûre,
- Solidago virgaurea (verge d'or),
- Thé de java dit orthosiphon stamineus,
- Thé vert.
- Infusion fleurs d'hibiscus
- Baies d'églantier, pomme, ortie, citronnelle, cassis.

Dépolluent des métaux lourds :

- Aloé véra,
- Chlorella.

Laxatif :

- Aloès,
- Bourdaine,
- Casse,
- Cassia,
- Cascara sagra,
- Jus d'aloé véra,
- Racine de pissenlit,
- Romarin,
- Rhubarbe,
- Séné.

Drainer son foie : nettoyer et régénérer les fonctions hépatiques est un facteur important dans la réduction du poids, notamment lors d'excès de cellulite.

Plantes et légumes pour drainer son foie :

- Aubier de tilleul,
- Artichaut,
- Bouleau,
- Cassis,
- Chardon béni,
- Chardon marie,
- Chelidoine ou chelidonium,
- Desmodium,
- Fenouil,
- Genévrier ou bourgeon de genévrier,
- Menthe,
- Radis noir,
- Romarin,
- Sauge.

Probiotiques

Les probiotiques sont les 100.000 milliards de bactéries (plus de 400 espèces) de votre intestin qui composent votre microbiote, aussi appelé flore intestinale. Ils renforcent l'immunité en protégeant des micro-organismes pathogènes (mauvaises bactéries, virus, éléments toxiques, candida albicans...) via la barrière naturelle qu'ils forment.

Ils améliorent l'hygiène intestinale et contribuent à l'équilibre acido-basique, ils facilitent la digestion et contribuent à la régulation du transit. Ils favorisent une flore protectrice de fermentation (dont les lactobacilles et bifidobactéries qui améliorent la digestion du lactose et produisent de l'acide lactique), laquelle évite la prolifération de la flore de putréfaction qui en excès irrite le côlon et génère des composés toxiques pour le foie. Ils participent à la digestion et à la fabrication de certaines vitamines (groupe B et K) et à l'absorption des nutriments. Ils diminuent le taux de cholestérol et de triglycérides dans le sang.

Causes du déséquilibre de la flore : mauvaise alimentation (trop polluée, déséquilibrée, produits transformés et raffinés, excès de viande...), les médicaments dont antibiotiques, le surmenage et stress, l'âge... qui entrainent ballonnement, constipation ou diarrhées, colites, faiblesse du système immunitaire, etc.

Où trouve-t-on les probiotiques? Dans les produits laitiers fermentés tels les yaourts, les légumes verts, le chou, la choucroute, les fruits. On les trouve aussi en sachets, en comprimés, ampoules ou gélules en pharmacie ou magasin diététique. Prenez conseil.

Prébiotiques

Source nutritionnelle pour les probiotiques. Les prébiotiques sont des glucides alimentaires qui servent de nutriments aux probiotiques (qui sont les micro-organismes bénéfiques de votre flore intestinale), un peu comme s'ils leur servaient d'aliment. Ils maintiennent votre flore active.

On les trouve dans les céréales fermentées, blé, seigle, ail, oignon, asperge, banane, artichaut, topinambour ou l'inuline (extrait de la racine de chicorée).

Taux vibratoire des aliments

Fruits et crudités = Vitalité ! Plus vous mangez des aliments crus, plus vous boostez votre dynamisme, stimulez vos enzymes et votre métabolisme, vous brûlez bien et stockez moins.

Tout être vivant émet un taux vibratoire (plantes, humains, animaux...), les aliments émettent des radiations car ils sont vivants, lesquelles interagissent avec les nôtres quand vous les mangez.

Petite explication : vos cellules humaines contiennent des molécules qui contiennent des atomes. Ces charges électriques en perpétuel mouvement créent une énergie utilisée par le corps pour survivre, chacune des 100 milliards de cellule du corps humain fonctionne comme un minuscule circuit électrochimique et cette activité est mesurable en Angström (ou UB = Unités Bovis du nom du chercheur), une unité de mesure qui correspond à la longueur d'ondes émise par notre corps ou par un aliment.

Par ex. il est considéré que le taux vibratoire d'un être humain varie de 6.000 à 9.000 A° selon sa vitalité, en-dessous de 6.000A°, son taux est estimé faible ou peut traduire un problème de santé, bien que le taux ne soit qu'une simple indication de sa vitalité et ne constitue pas une conclusion médicale.

Pour apporter vitalité et santé au corps, l'aliment doit rayonner > 6.000 A°.

Aliments supérieurs = vitalité, source de vie : de 6 500 à 10 000 A° – ils stimulent l'organisme :

- Fruits et légumes de saison cueillis à maturité au maximum de leur radioactivité (8 à 9000 A°), légumes crus ou croquants, cuits à la vapeur douce ou à l'étouffée
- Salades mixtes avec huile d'olive BIO 1ère pression à froid (8 à 9 000 A°) ou de noix, de tournesol et citron car le mélange augmente la radiation de l'ensemble
- Légumes lacto-fermentés (choucroute, jus de betterave)
- Oléagineux non grillés, noix, noisettes, amandes
- Soja
- Blé rustique BIO, farines fraîches, pain complet à base de farine BIO fermentée au levain naturel
- Pâtisserie familiale à base d'œufs BIO, sucre complet, beurre cru de baratte
- Céréales et légumineuses germées (lentilles, maïs, millet, orge, pois chiche, sésame, sarrasin, avoine, épeautre, blé) qui radient entre 8500 et 10.000 A°
- Jambon cru sans conservateurs (pas d'OGM)
- Poissons sauvages et crustacés
- Beurre cru frais
- Œufs BIO < 8 jours (6500 A°)
- Miel artisanal non chauffé (8000 A°).

Aliments de soutien, à surveiller : entre 3.000 et 6.500 A°

- fruits et légumes cuits qui perdent de leur vitalité dans la cuisson
- Sucre roux raffiné et coloré
- Vin BIO sans sulfites (4000 A°)
- Bière en fin de repas (vibre à 4000 A°)
- Jus de fruits non traités fraîchement pressés (non industriels, non pasteurisés qui perdent leur radioactivité !)
- Lait frais entier BIO...

Aliments inférieurs, source d'ennuis : < 3.000 A° – à consommer avec modération car ils emplissent l'estomac, sont longs à digérer et fatiguent l'organisme qui utilise sa propre énergie pour compenser leur faible taux vibratoire.

- Viande et charcuterie (porc 1000 A°, bœuf 2000 A°, lapin/canard/poulet fermiers sont à 4000 A°)
- Lait bouilli
- Fromages fermentés à pâte molle ou dure
- Œufs > 15 jours...

Aliments morts, à éviter : sans radioactivité – à la longue, ils entrainent le corps vers la maladie, ce sont les aliments industriels transformés :

- Café torréfié
- Thés industriels
- Sucre, farine et pain blancs
- Conserves

- Eaux de vie
- Alcools distillés
- Margarine
- Huiles raffinées
- Confitures industrielles trop sucrées
- Mauvais chocolat industriel
- Foie (plein de toxines, d'antibiotiques…) sauf BIO.

Pour votre vitalité, privilégiez le cru, le frais et le naturel pour bénéficier de la vitalité intrinsèque des aliments et de leur densité nutritionnelle !

Thé et tisane amincissantes

Thé – Excellent antioxydant : il existe plus de 3.000 variétés de thé (thé noir, vert, blanc, rouge, jaune, etc.), mais c'est surtout le thé vert qui aide à brûler les graisses et à drainer votre corps, il a un fort effet antioxydant et contient moins de théine que les thés non verts qui freinent l'absorption du fer. Pour réduire l'effet de leur théine, passez 1 ou 2 fois votre thé.

Tisanes et infusions

Des alliés pour la ligne. Les tisanes ou infusions ne font pas maigrir mais y contribuent par l'élimination des toxines et par le drainage qu'elles provoquent. L'effet actif des plantes infusées peut agir en réveillant les échanges cellulaires, en réactivant les mécanismes d'élimination des déchets, toxines et impuretés, diurétiques ou laxatives.

Les tisanes minceur sont à prendre sous forme de cure, par exemple 1 à 3 tasses/jour pendant 3 semaines. Au-delà, vous risquez d'éliminer aussi vos vitamines et minéraux.

Nos tisanes minceurs

Amincissantes :
- Aigremoine,
- Busserole,
- Cassis,
- Chiendent,
- Frêne,
- Ortie blanche,
- Piloselle,
- Pissenlit,
- Prêle,
- Queue de cerise,
- Scille,
- Thym,
- Vigne rouge,
- Varech (fucus vésiculeux).

Anti-graisse : ébouillanter 1 cc de barbe de maïs BIO sans OGM dans ¼ de l. d'eau. Laisser infuser rapidement, ne pas sucrer.

Anticellulite :
- Piloselle,
- Prêle (contre-indiquée en cas d'insuffisance cardiaque ou rénale),
- Reine des Près (déconseillée en cas d'allergie à l'aspirine).

Brûle-graisses :

- Thé vert,
- Ananas,
- Papaye.

Diurétiques ou drainantes :

- Aigremoine,
- Bardane,
- Bouleau (écorce),
- Bruyère,
- Cèleri,
- Genévrier,
- Hibiscus,
- Orthosiphon,
- Piloselle,
- Pissenlit,
- Queue de cerise,
- Reine des prés…
- Infusion fleurs d'hibiscus
- Baies d'églantier, pomme, ortie, citronnelle, cassis ;

Dépolluante :

- Aloé Vera,
- Chlorella Pyrenoidosa…

Laxative :

- Romarin,
- Rhubarbe,
- Bourdaine,
- Séné,
- Casse,
- Cassia,
- Cascara sagra.

Mélange en tisane : 70 g de queues de cerises, 40 g de romarin, 30 g de prêle, 30 g de fleurs de bourrache, 20 g de feuilles de verveine odorante, 10 g de feuilles d'artichaut. Plonger 1 poignée du mélange dans 1 l. d'eau froide, bouillir 3 mn. Infuser 10 mn. Filtrer. Boire tout au long de la journée, éviter après le repas du soir. En cure de 3 semaines.

Réapprendre à cuisiner

Pour être en forme et garder la ligne, apprenez à mieux choisir vos aliments et à mieux les préparer car un aliment même de qualité peut devenir toxique si vous ne le cuisez pas correctement, trop fort ou avec une mauvaise huile.

Attention à la qualité des aliments

Près de 80% de nos aliments sont transformés, ils sont raffinés et pollués. Ces aliments offrent des calories vides en nutriments, vous en mangez plus qu'un aliment complet pour vous rassasier. Ils sont pleins de sucres et de graisses cachées, de mauvais lipides, les molécules alimentaires sont dénaturées et ne correspondent plus aux molécules humaines, elles sont toxiques et encrassent le corps qui peine à éliminer. Cette alimentation favorise les kilos et à la longue, ces toxines développent des pathologies d'encrassement dont certaines deviennent malignes plusieurs années plus tard.

3 critères de qualité d'un aliment : son origine, son mode de production et sa préparation. Lisez les étiquettes ! Attention, un aliment BIO peut être transformé, il peut être par exemple allégé, lyophilisé, soufflé, grillé, pasteurisé (ex. beurre pasteurisé BIO alors qu'il vaut mieux vaut un beurre au lait cru), etc.

Privilégiez toujours un aliment le plus naturel et le plus complet possible, local et saisonnier.

Conseils d'achat :

Préférez vos céréales complètes et légumineuses BIO (riz complet, pâtes semi-complètes, pain complet si vous aimez le pain...), sinon, ils contiennent trop de pesticides et un mauvais gluten ; la viande d'animaux nourris sans OGM, des volailles fermières, élevées en plein air et issues d'élevage BIO, ou du gibier ; du poisson sauvage (poissons d'élevage BIO acceptable) ; des produits laitiers au lait entier, au lait cru (non pasteurisé, non allégé, non UHT) ; des huiles en 1ère pression à froid ; de la cassonade ou du miel... ; Charcuterie artisanales séchées ou fumées naturellement (non cuites).

Evitez : les produits industriels raffinés (pain blanc, farine blanche, pâtes blanche, riz blanc, sucre blanc…), produits allégés, écrémés, les OGM (maïs, soja, colza, blé…), les huiles raffinées, les margarines et autres produits lyophilisés, les soupes et purées en sachet (hydrogéné), biscuits, viennoiseries, pâtisseries, pâte à tartiner, charcuterie industrielle surtout fumées aux arômes artificiels, plats préparés, pizzas, quiches et tartes, mayonnaise, fritures, sauces, chips, conserves, vins avec sulfites, jus de fruits concentrés, sodas, sirops industriels…

Qu'est-ce qu'un aliment allégé ? C'est un aliment dont la teneur en nutriment ou la valeur calorique est réduite d'au moins 25% en poids par rapport à un produit de référence. Attention, allégé en sucres ne signifie pas allégé en calorie, et 0% de matière grasse ne signifie pas 0% de calories. Par exemple 1 yaourt aux fruits allégés peut être aussi calorique qu'1 yaourt nature.

Associations alimentaires

Pour avoir une langue rose, une bonne haleine, une digestion légère, éviter la fatigue et les ballonnements, avoir des urines claires et non-malodorantes, des selles normales, mangez 1x/jour 1 crudité (tomate, radis, concombre, endives, carottes râpées, salade…) et évitez une protéine forte avec un farineux fort, ou un farineux (amidon) avec un aliment acide.

Essayez de respecter :

Protéines fortes (animales) & amidons faibles : poisson, steak, volaille, crustacé, œufs, fromage cuit… servis avec des pommes de terre, potiron, châtaigne, patate douce… Les pâtes et féculents se mangent al dente. Pas de pois ou haricots avec un amidon car ils en contiennent déjà.

Protéines faibles (végétales) & farineux forts : champignon, soja, légumineuses (lentille, pois…) algue, noix, sésame, tofu, amande, noisette… servis avec du riz, pâte, avoine, épeautre, blé, orge, millet, seigle, pain, sarrasin, etc.

Bon à savoir : associer un amidon avec une protéine en favorise l'assimilation, ex. poisson et pommes de terre, viande et pâtes, pois chiche et semoule, œuf coque et potiron…

Sur le plan de la digestion, chaque aliment se caractérise par trois paramètres : 1/ le temps de digestion (quelques minutes pour les fruits, miel, 1/2h pour les légumes verts, et jusqu'à 5h pour les légumineuses) + 2/ le milieu acido-basique nécessaire (conditions de pH) + 3/ l'énergie nécessaire à la digestion.

Vos aliments se digèrent dans différentes parties du tube digestif. Les glucides rapides (fruits) se digèrent dans l'intestin, mangez-les à jeun, avant ou entre les repas pour profiter de leurs vitamines et nutriments. Idem pour les crudités, commencez vos repas par les légumes crus ou par la salade. Les protéines (viande, poissons, œufs, produits laitiers…) si digèrent dans l'estomac puis dans le grêle. Les glucides lents (amidons, féculents…) se digèrent dans la bouche puis dans l'intestin.

Conseils cuisson

Tous les types de cuisson font perdre aux aliments une partie de leurs qualités nutritionnelles car la chaleur crée une agitation thermique qui génère des interactions entre les différentes molécules des aliments : elles se choquent, se cassent et s'accrochent au hasard à d'autres structures en formant des combinaisons complexes. Les réactions chimiques durant la cuisson entrainent donc des transformations, par exemple la perte des acides aminés, ou de fibres, de vitamines…

Plus vous cuisez vite et fort, plus vous altérez la qualité nutritionnelle des aliments.

- Dès 60°C : la vitamine C est dégradée.
- A partir de 90°C : les vitamines liposolubles A et D sont oxydées, dégradées.
- 110°C et surtout vers 200°C : c'est la formation des molécules de Maillard et d'isomères.
- 120°C+ : c'est la destruction totale des vitamines B, E, PP.
- 160°C : les sucres glucose, saccharose, galactose se polymérisent (caramélisation).

Cuire trop fort entraine diabète, obésité, maladies cardio-vasculaires et maladies malignes.

Les réactions de Maillard (Chimiste français) – l'agitation thermique durant la cuisson crée des interactions entre molécules qui altèrent la couleur, l'odeur et les saveurs, c'est la caramélisation des protéines qui donne le goût rôti aux viandes, frites, chips, café, cacao… La cuisson surtout à partir de 145°C génère une sorte d'humus et produit l'acrylamide, une molécule potentiellement cancérigène qui peut provoquer des lésions aux tissus nerveux. Plus la température augmente rapidement, plus la réaction de Maillard est rapide, plus l'aliment est toxique.

Four à micro-ondes : il élève la température rapidement, provoque des changements d'orientation des molécules d'eau et transforme certains acides aminés (protéines) sur lesquels vos enzymes ne peuvent plus agir.

Pour réduire la quantité de molécules de Maillard néfastes à la santé :

1. Privilégiez les huiles vierges en 1ère pression à froid : olive, pépin de raisin, arachide bien que difficile à trouver *(voir Huiles ci-après)*.

2. Cuisez longtemps et doucement à une température < 145°C, à la vapeur douce, à l'étouffée, poché, mijoté, au bain marie, en papillote avec du film de cuisson papillote ou du papier sulfurisé (pas d'aluminium).

3. Evitez les cuissons fortes : fritures, grillades, four trop chaud, cocote minute, micro-onde, flammes du BBQ, plats industriels utilisant des cuissons à très forte température.

Conseils : Pas de cuisson à base de margarine. Consommez vos légumes croquants, mi cuits pour mieux préserver leurs vitamines. Salez en fin de cuisson. Pas de papier d'aluminium (surtout avec des aliments acides type citron, tomates…), remplacez par du papier sulfurisé.

Les huiles – variez-les !

1 cuillère à soupe = 90 kcal.

Quantité recommandée : homme 30g/jour. Femme 25g/jour.

Les huiles végétales ne contiennent pas de cholestérol. Chaque huile a une composition différente en acides gras insaturé selon son origine (céréales, graines, fruits). Valorisez-les car 60% de votre cerveau est constitué de graisse, et elle constitue aussi les membranes de vos cellules. L'important pour une huile est d'avoir de bons acides gras essentiels et un bon rapport oméga 3 – oméga 6.

Préférez une huile en 1ère extraction à froid : la pression à froid se fait par presse hydraulique à 60°C maximum, puis l'huile est décantée et filtrée et mise en bouteille en verre opaque. Achetez les huiles vierges et BIO de préférence.

Evitez la pression à chaud des huiles raffinées industrielles : elle se fait entre 160 et 220°C voire plus, suivi du dégommage (qui ôte les acides gras et protéines pour la rendre plus stable), du raffinage ou de la neutralisation, puis la décoloration, parfois la désodorisation, le fractionnement pour éviter la cristallisation, le traitement contre l'oxydation par ajout d'antioxydants synthétiques… Enfin, un solvant, l'hexane, est ajouté pour en extraire le reliquat d'huile.

Ces huiles contiennent des produits nocifs, les acides gras *cis* sont transformés en *trans* alors qu'ils sont non métabolisables par le corps. Elles entrainent des risques d'obésité, d'hypercholestérolémie, une résistance à l'insuline, un déficit potentiel en acide gras polyinsaturés, engendrant des maladies cardio-vasculaires, troubles hépatiques et digestifs, voire à plus long terme des cancers.

Bon à savoir : au-delà d'une certaine température appelée le « point de fumée » et selon leur composition, les corps gras se dégradent, l'huile s'oxyde, se polymérise, se cyclise surtout si elle est insaturée, ce qui génère des composés toxiques et cancérigènes. Si vous chauffez trop fort, l'huile noircit, jetez-la. Certaines huiles ne se chauffent pas. Le beurre se dégrade à 130°C, la margarine ne se cuit pas (elle serait nocive).

Quelle huile pour quel usage ?

Huiles uniquement en assaisonnement : huile de colza, noix, soja, lin, sésame, noisette, de carthame (surtout en phase d'amaigrissement car elle brûle la graisse stockée).

Huiles en cuisson douce 50°C à 150°C (insaturées) et déconseillées en friture : huiles d'olive vierge, de tournesol, de pépin de raisin, d'arachide mais elle est raffinée et contient des acides gras saturés. L'huile de colza peut aussi s'utiliser en cuisson douce.

Huiles pour cuisson et fritures : huile de pépin de raisin – huile d'arachide, acceptable pour les fritures car elle a beaucoup d'acide gras saturés, mais elle est raffinée – huile de palme riche en acides gras saturés qui se stockent dans le tissu adipeux, elle augmente le mauvais cholestérol et favoriserait les troubles cardio-vasculaires – huile de coprah hydrogénée (saturée) peut monter à 170°C lui permettant une stabilité pour les fritures et un usage répété.

Pour la cuisson, préférez toujours une cuisson douce et longue < 145°C avec des huiles en 1ère pression à froid, qui montent en température. Evitez les fritures.

Huiles riches en Oméga 3 – elles servent de combustible pour brûler les mauvaises graisses : huiles de colza, de lin, de soja, de noix…

Huiles en meilleur rapport oméga 3-oméga 6 en assaisonnement : huile de noix, de soja, de germe de blé, de colza.

L'huile d'olive : elle est riche en oméga-9 et contient peu d'oméga-6 et d'oméga-3.

Attention : huile végétale cache souvent huile de palme qui favorise le stockage des graisses : chips, plats préparés, viennoiseries, glaces, pâte à tartiner, biscottes, sauces, plats pour bébé, biscuits à apéritifs, céréales, margarine, pain industriel, barres chocolatées, soupes, pâtes à tartes, etc.

Les 10 aliments clé à surveiller pour garder la ligne

Votre corps préfère toujours un aliment naturel et complet (non pollué, non raffiné) plutôt qu'un aliment transformé dont la molécule alimentaire n'est pas compatible avec la sienne. Rappelez-vous d'éviter les aliments transformés que sont les produits allégés, hydrogénés, pasteurisés, soufflés, grillé, lyophilisés… Ils sont vides en nutriments, riches en graisses et sucres cachés, ils apportent des mauvais lipides et des toxines à votre corps qui peine à éliminer et tend à stocker plus. De plus, ils acidifient l'organisme.

1. Chocolat. 100 g de chocolat noir = 500 kcal, soit 1/4 de vos calories quotidiennes. 1 barre = 100 Kcal. Reportez-vous à l'étiquette. Préférez un chocolat noir et artisanal sans sucre ajouté, BIO si possible, en haute teneur en cacao, pur beurre de cacao. Chocolat en poudre 100% pur cacao (exemple Van Houten).

Eviter le chocolat au lait, les pâtes à tartiner, chocolats en boite plein de sucres… Ne vous fiez pas à la marque, lisez les étiquettes pour éviter le sucre, les arômes artificiels, le beurre laitier, la lécithine de soja (ce sont des OGM), mieux vaut à la limite la lécithine de tournesol.

Pour les diabétiques : chocolat sans sucre au maltitol (famille des polyols) qui élèvent peu la glycémie et l'insulémie, bien qu'un bon chocolat noir offre un IG bas !

2. Boissons énergisantes – à bannir : elles contiennent trop de sucre raffiné ou d'édulcorant de synthèse et offrent parfois jusqu'à 500 fois la dose moyenne d'énergie journalière, les quantités de taurine et de D-glucuronolactone sont alarmantes. Ces boissons sont rarement naturelles et ne sont pas conseillées lors d'une phase d'amaigrissement. Ces boissons ne sont pas dopantes mais s'apparentent à une conduite dopante. Le Ministère de la santé déconseille la consommation de ces boissons énergisantes pour les femmes enceintes, les sportifs et les enfants et recommande de ne pas les associer à des boissons alcoolisées, substances ou médicaments ayant une action sur le système nerveux central ou des effets neurologiques.

Alternatives naturelles à ces stimulants : Jus de fruits naturels (jus de guarana BIO, de kiwi, orange, pomme, citron, grenade, ananas, Ginseng),

Yerba maté (contient de la caféine), Thé vert au guarana.

3. Jus de fruits. Préférez les jus naturels faits-maison, frais ou pur jus : idéalement, mieux vaut manger un fruit ou un légume frais plutôt qu'en jus car l'aliment entier est plus riche en nutriments, fibres, vitamines et sels minéraux.

Jus de fruits frais maison : pressez vos fruits BIO et frais, car certains fruits perdent la moitié de leur teneur en vitamine C en 2 jours ! En phase de perte de poids, préférez les fruits et légumes drainant, désintoxiquant, à énergie négative ou brûle-graisse. Créez vos mélanges, par exemple jus de carotte, cèleri et pomme.

Jus de légumes maison : évitez les presse-agrumes en aluminium car les fruits acides ou légumes s'oxydent à son contact (citrons, orange, pamplemousse...), rendant la préparation nocive. Buvez immédiatement ou couvrez avant de boire car les vitamines surtout C s'oxydent à l'air et disparaissent.

Jus de fruit « frais » en pulpe : vérifiez qu'ils soient 100% pur fruit pressé, sans aucun ajout de sucre, d'eau, ni de conservateurs.

Jus de fruit « pur jus » : conformément à la réglementation, le jus de fruits est obtenu par pressage (par ex. de 1,1 à 1,2 kg de fruits/litre) sans adjonction d'eau ni d'additifs.

Evitez les jus pasteurisés, sodas, boissons light... qui font grossir : jus de fruits concentrés et industriels : reconstitués à partir d'extraits, ils sont plus concentrés que les jus naturels, la mention « sans sucre ajouté » n'enlève pas leur richesse en sucre. Lisez les étiquettes et évitez les conservateurs ou additifs. « Sans sucre » ou « 0 sucre » implique souvent du sucre de synthèse.

Sodas, boissons light, ou jus de fruits pasteurisés : le piège ! Aromatisés artificiellement ou « light », ils contiennent des conservateurs, stabilisants et colorants, de l'amidon modifié et des édulcorants artificiels (sucres de synthèse) qui leurrent le pancréas car la saveur sucrée donne au cerveau le signal de sucre, il ordonne au pancréas de produire l'insuline alors qu'il n'y a pas de sucre réel : l'insuline n'ayant pas de sucre à éliminer stocke alors plus de graisse surtout à l'abdomen.

4. Farines. Préférez-les complètes ou intégrales BIO pour éviter les pesticides et polluants. Pas de farine blanche ! Aujourd'hui, le blé est une variété hybride qui a subi des transformations génétiques, il est raffiné et perd donc ses nutriments.

Farines avec gluten : blé T85 à T150, kamut, orge, maïs (gluten différent de celui du blé).

Farines faibles en gluten (non modifiées, cultivées sans engrais) : petit épeautre (aussi à consommer sous forme de riz), grand épeautre, seigle...

Farines sans gluten : de châtaigne, millet, pommes de terre, pois chiche, quinoa, riz, sarrasin, sorgho, soja, tapioca, Teff.

5. Lait et produits laitiers – entier et au lait cru ! Pour éviter de grossir, prenez vos produits laitiers au déjeuner ou à midi. Pas de produits allégés ou à 0% qui ont moins de calories mais qui sont vides !

Préférez les produits restés le plus naturels possibles, ex. beurre, fromages, fromages blancs, faisselles, yaourts, flans et desserts au lait entier, au lait cru, par exemple beurre en barate au lait cru, fromage au lait cru. Ils offrent des ferments lactiques et des nutriments intéressants.

Riches en calcium : les produits de brebis et de chèvre ont plus de calcium, protéines et vitamines que ceux de la vache qui en plus sont trop riches pour le corps humain et dont nous n'absorbons qu'une petite partie du calcium.

Evitez les produits pasteurisés, hydrogénés, à tartiner, allégés, les 0 %, UHT... Donc pas de margarine ni beurre à tartiner, même enrichis aux oméga-3 (mieux vaut manger des oméga-3 naturels en poissons gras, huiles et oléagineux).

- Comté 380 à 400 Kcal
- Roquefort 360 Kcal
- Emmental 355 à 370 Kcal
- Gouda 360 Kcal
- Brie 350 Kcal
- Raclette 350 Kcal
- Maroilles 320 Kcal
- Mimolette 310 Kcal
- Camembert 260 à 290 Kcal
- Bleu d'auvergne 269 Kcal
- Chèvre frais 82 Kcal
- Feta 77 Kcal
- Mozzarella 72 Kcal
- Babybel 65 Kcal
- Cancoillotte 49 Kcal

Laits végétaux (de céréales) ou jus végétaux : lait d'avoine, de riz, d'amandes, d'épeautre, de noisette, de châtaignes, de quinoa, de soja BIO (sinon, ce sont des OGM). Sans calcium ni lactose, ils ont une faible teneur en lipides. Bon pour les personnes ayant trop de cholestérol ou pour ceux qui sont allergiques au lait de vache ou intolérant au lactose.

Bon à savoir :
Margarine : à éviter car la graisse a été hydrogénée et contient des acides

gras *trans* synthétiques dangereux pour le cœur et les vaisseaux sanguins.

Méfiez-vous des mentions « huile végétale » qui est souvent de l'huile de palme, ou « à l'huile d'olive » qui n'en contiennent souvent que 6%... A éviter, même BIO et aux Oméga 3.

Produits issus de la vache : avec les années, l'enzyme lactase qui digère le lactose du lait de vache disparait, il est trop riche pour le corps et vous n'absorbez qu'une petite fraction de son calcium. De plus de nos jours, les vaches ne mangent presque plus d'herbe mais du maïs ou du soja, souvent OGM. Ce lait favorise les troubles ORL : bronchite, otites, asthme, eczéma...

Yaourts : préférez-les au lait entier, nature, de brebis ou de chèvre et au bifidus (favorise la flore bactérienne intestinale).

Note : pour un bon apport en calcium, pensez aux eaux minérales ou de source, et aux fruits et légumes surtout crus.

6. Pain. 1 tranche pain complet = 40 g = 90 Kcal. Pour garder la ligne, si vous mangez des féculents, évitez le pain durant le même repas. Le soir, réduisez vos quantités car les glucides s'éliminent mieux durant l'effort, donc en journée.

Préférez le pain BIO pour éviter les produits cancérigènes (engrais, fongicides, pesticides...) et variez-les : complet ou intégral, blé, seigle, au son, au froment, aux céréales avec de l'épeautre, ou graines types lin, pavot, tournesol.

Pain à bannir : pain blanc (baguette...), le pain trop cuit est toxique en raison de la polymérisation des sucres et des protéines (réaction de Maillard) responsables du vieillissement des cellules, de cancers et de maladies neurodégénératives tel Alzheimer, et la transformation des graisses *cis* en graisses *trans*, des acides gras saturés toxiques. L'idéal serait de ne pas manger de pain, certains l'appellent même « notre poison quotidien ».

Bon à savoir : le pain à base de blé est un blé transformé qui contient du gluten pour sa panification, sa cuisson le rend nocif, sauf si vous trouvez une farine de variété ancienne car les glutens sont plus naturels, moins agressifs et moins toxiques.

Mieux vaut un pain fabriqué à base d'ingrédients de qualité : céréale BIO, eau, sel, levain et pétri manuellement.

Problèmes de digestion, de peau, d'arthrose ou de stress ? Supprimez le blé tendre (froment) moderne et transformé, remplacez par du pain d'épeautre ou de seigle.

Attention, trop de céréales entrainent l'acidification de l'organisme, la prise de poids et des phénomènes inflammatoires. Pour rétablir le pH, mangez plus de fruits et légumes et d'aliments complets, et réduisez la viande, les produits industriels, etc.

Note sur le gluten – allergène et antigène. Qu'est-ce que le gluten ? (Du latin *glu* colle), c'est la substance azotée visqueuse du grain de blé, orge, avoine et seigle utilisé pour lier les aliments dans la panification. Or, les blés pauvres en gluten conviennent au pétrissage à la main mais pas à l'industrie car leur pâte colle aux machines. Le constituant essentiel du gluten est la gliadine, consommée en excès avec le pain blanc, augmenterait les risques de cancer du rein.

Causes des allergies – maladie cœliaque : le gluten raffiné utilisé aujourd'hui provient donc de blés ou autres céréales transformés, issus de gènes de grains hybrides, chimiquement modifiés pour que la pâte soit plus extensible (bien que le gluten originel permette au pain de lever suffisamment !).

Conséquences et risques : vos enzymes et mucines ne sont pas adaptées à ces macromolécules de protéines modifiées qui sont mal digérées, elles sont trop grosses et agressent la paroi de l'intestin en essayant de la traverser, ce qui crée une inflammation, ballonnements, gaz, diarrhées, constipation... Ces lésions peuvent empêcher l'absorption de certains nutriments (vitamines et minéraux) puis entrainer une malnutrition malgré une alimentation équilibrée. Une fois dans le sang, on retrouve ces molécules dans le cerveau (liquide céphalo-rachidien), ce qui entraine des dérèglements du comportement et favorise les maladies dégénératives et la dépression, perturbation de l'affectivité, de la socialisation, dyslexie, manque de confiance, fatigue, troubles affectif, de mémoire, du sommeil...

Où trouve-t-on le gluten ? Dans le pain, pâtes, biscuits, gâteaux, pâtes à pizza et d'autres aliments tels la sauce soja, vinaigre de malt, certains assaisonnements, sauces ou plats préparés, soupes, conserves cuisinées, bouillons ...

Alternatives au gluten – consommez des aliments :

- Soit issus d'une agriculture ancienne (rustique, non traitée, ex. blé Redon) où les graines ont peu été altérées, où le gluten est resté naturel et créant moins d'allergie.
- Soit sans gluten : pâtes, pain, biscottes, farines à base de sarrasin, quinoa, teff, sorgho. Attention

à la farine de maïs, de riz, pommes de terre, tapioca, soja. Evitez les maïs soufflés, préférez des flocons nature, peu transformés.

Voir film documentaire « Gluten, faut-il en avoir peur ? » de Marie-France Barrier.

7. Pâtes. Préférez-les BIO, complètes ou semi-complètes, vous en mangerez moins car elles sont plus riches pour l'organisme, elles sont plus gouteuses et offrent des fibres, vitamines et protéines utiles au corps. Leur index glycémique est plus bas (environ 50) que les pâtes blanches inintéressantes nutritionnellement.

Pour éviter de grossir : prenez-les à midi, avec de l'huile d'olive en 1ère pression à froid, avec des feuilles de basilic ou un coulis de tomates maison, sans trop de fromage.

Trop de céréales favorisent l'acidification de l'intestin, une flore de putréfaction, des phénomènes inflammatoires et les kilos. Pensez à l'équilibre alimentaire et compensez avec des légumes, de préférence croquants.

Mangez vos pâtes *Al Dente* préserve les sucres lents, le glucose gagne le sang progressivement, ce qui évite la formation de graisse. Les pâtes trop cuites deviennent des sucres rapides (index glycémique élevé), le glucose va rapidement dans le sang et se transforme en graisse.

8. Poissons et crustacés – oméga 3, iode, peu calorique : 2 à 3 x/semaine. Poisson « fraîchement péché » ? Vérifiez s'il a été pêché en pleine mer, auquel cas il est sauvage, ou pêché à la ferme aquacole, auquel cas il est BIO ou d'élevage industriel !

- A privilégier : Poisson sauvage frais, surgelé, fumé...
- Acceptable : Poisson d'élevage BIO.
- A éviter : Poisson d'élevage industriel 5 fois plus toxique qu'un poisson sauvage à cause des antibiotiques, pesticides, farines animales, colorants... Voir documentaire « Poissons d'élevage, un business en eaux troubles » 2013.

- Poissons maigres < 1% de lipides : brochet, cabillaud, colin d'Alaska, daurade, églefin, haddock, lieu, limande, lotte, loup de mer, merlan, morue, raie, rouget, sole, truite de mer.
- Poissons mi-gras 1 à 5% de lipides : bar, rascasse, thon (l'albacore est plus petit donc moins pollué), turbot...
- Poissons gras > 5% de lipides : riches en oméga 3 (empêchent le stockage des mauvais lipides), conseillés pour perdre du poids : anchois, anguille, barbue, espa-

don, flétan, hareng, maquereau, perche, sardine, saumon, truite… Le poisson le plus gras est toujours moins gras que la viande la moins grasse.

Poissons et crustacés recommandés durant une phase d'amaigrissement : moules, cabillaud (morue) car la protéine de sa chair maigre favorise la combustion des sucres, et les poissons gras sauvages riches en oméga-3.

Conseils de consommation : pensez aux marinades, cuisson vapeur, en papillote au papier sulfurisé (pas d'aluminium), à l'étouffée, au court bouillon, au four (enlever la peau au moment de servir) ou en croûte de sel. N'oubliez pas la rondelle de citron. Pas de poisson pané ! Panez vous-même votre poisson avec 1 œuf battu et de la chapelure de son d'avoine.

9. Sel / Sucre.

Sel – 2 à 6 g /jour maximum. Composition du sel : chlorure de sodium + potassium + oligo-éléments. Les besoins en sel augmentent en cas de transpiration, de règles, d'allaitement.

Quel sel utiliser ? Mieux vaut utiliser des sels de mer complets riches en minéraux, naturels, donc non raffinés tels les sels de Guérande, de Noirmoutier, de Camargue, Khoisan fleur de sel d'Afrique du Sud – ou le sel gem tel le sel rose d'Himalaya, ou LO SALT. Le gros sel est riche en fer.

Evitez le sel blanc raffiné, les sels cachés dans la charcuterie, pain, conserves et légumes en boîte, sauce de soja, cornichons, aliments transformés, plats préparés (ajout de sel pour le goût, la conservation).

Bon à savoir : pour perdre du poids ou en cas de rétention d'eau, réduisez le sel car il favorise la rétention d'eau et freine l'élimination.

Risques liés aux abus de sel : tension artérielle, hypertension, insuffisances cardiaques ou troubles du rythme cardiaque, rétention d'eau dans le corps, AVC surtout chez les personnes en surcharge pondérale, accentuation de l'ostéoporose (trop de sel dans le sang accroit l'élimination de calcium dans les urines, réduisant ainsi la densité minérale osseuse).

Sachez saler au bon moment :

- Légumes : ajoutez le sel après la cuisson pour éviter la déperdition des vitamines (sauf les pommes de terre à cuire avec du gros sel naturel).
- Viandes ou poissons : salez en fin de cuisson pour éviter le dégorgement qui altère la saveur et la qualité de l'aliment.

Sucre – édulcorant naturel ou de synthèse ? Notre corps a besoin de bons sucres (glucides) chaque jour car ils sont le carburant pour l'activité de nos cellules.

Préférez les sucres naturels : cassonade (sucre de canne complet), mélasse (sirop riche en minéraux), miel artisanal, stévia en feuille (en pot chez vous, convient aux diabétiques, déconseillé aux femmes enceintes car propriétés abortives), Rapadura, Luo Han Guo (fruit d'une plante chinoise), sirops d'agave, d'érable, de canne, de riz, sève de Kitul, de date, de pomme, de sureau, de céréales, le sorbitol (polyol naturel)…

Fuyez les sucres raffinés les faux sucre : sucre blanc raffiné (issu de la betterave à sucre, utilisation d'arsenic pour son raffinage) avec un index glycémique élevé, il entraine la résistance à l'insuline et le diabète, le sucre roux qui est souvent du sucre blanc coloré, miel industriels importé. Edulcorants de synthèse (artificiels) comme l'aspartame, les saccharines, les cyclamates Sucralose, acesulfame K…

Sucres cachés : ils sont dans les plats préparés, biscuits, viennoiseries, glaces, yaourts et desserts, bonbons, jus de fruits, sodas, charcuterie et produits traiteurs salés, aliments pour bébé…

Pourquoi éviter l'aspartame : ce sucre artificiel leurre le pancréas et le cerveau car son goût factice sucré donne au cerveau le signal de la présence de sucre, lequel ordonne au pancréas de produire de l'insuline, mais celle-ci n'a pas de sucre réel à éliminer puisqu'il n'y en a pas, l'insuline est donc produite en excès, ce qui favorise le stockage des graisses.

Ces consommateurs se retrouvent souvent avec une masse graisseuse autour de l'abdomen, alors qu'ils sont persuadés de ne pas grossir en évitant le sucre naturel ! L'aspartame est dans les additifs alimentaires, sodas, boissons, boissons light, desserts, confiseries, produits laitiers, chewing-gums…

Bon à savoir : non utilisé, le sucre se transforme en graisse stockée, il peut créer de la rétention d'eau car il favorise la production d'insuline par le pancréas, laquelle empêche l'organisme de se débarrasser du sel qu'il contient.

Sans sucre ajouté ne signifie pas que le produit ne contient pas de sucre mais qu'il en contient déjà naturellement et souvent de façon concentrée (jus de fruits…)

Sans sucre ou 0 sucre signifie que ce produit peut contenir du sucre de synthèse (sodas, chewing-gum, bonbons, gâteaux…).

10. Viandes et charcuterie. Mangez-en moins ! 2 fois/semaine de viande suffit (idem pour le poisson). Une ration de 100 g de viande de bœuf cuite = environ 25 g de protéines.

Pour perdre des kilos : préférez la viande blanche (veau, dinde, pintade, lapin, caille, poulet) et le gibier, les morceaux à cuisson rapide type escalope, filet, steak qui sont plus maigres que les viandes à cuisson lente, plus grasses type gigot, épaule.

Privilégiez les viandes d'origine de France, fermière, d'animaux nourris sans OGM et sans hormones de croissance, Label Rouge, vérifiez bien l'étiquette. Mieux vaut une viande Certifiée BIO pour éviter les toxines (vaccins, résidus de pesticides, éventuellement hormones de croissance...)

Evitez de trop cuire la viande (sauf le porc), cuisez à feu doux avec une huile vierge en 1ère pression à froid, mijoté, au four, à l'étouffée...

Charcuterie, jambon, saucisses, bacon... : évitez les conservateurs, colorants, sucres ajoutés, nitrates et nitrites qui peuvent se transformer en nitrosamines dangereux pour la santé (risque de cancer). Préférez une charcuterie artisanale sans additif ni conservateur, bien que souvent ces ingrédients soient remplacés par du sel et du sucre. Mieux vaut une charcuterie sèche ou fumée au bois qu'une charcuterie cuite, moins intéressante nutritionnellement. Fuyez les produits au « goût fumé » qui sont à base d'arôme de synthèse.

Combattre la cellulite, le cholestérol et le diabète

Cellulite – la combattre

La cellulite (graisse) et la rétention d'eau (liquide) peuvent se trouver chez les sujets minces ou en surpoids. Maitriser ces deux fléaux peut aider à perdre quelques kilos.

Qu'est-ce que la cellulite ? C'est un amas de graisse sous la peau favorisé par une carence en testostérone (hormone masculine) qui joue un rôle primordial dans la fabrication du collagène et qui réduit la production de cellulite. A l'inverse, les œstrogènes (hormones féminines) stimulent le stockage des graisses, surtout dans la partie inférieure du corps, fesses et cuisses. Les lipides sont stockés dans les cellules graisseuses formant les tissus adipeux (réserves de gras) qui changent de structure, l'eau et les toxines sont moins bien drainées, cette accumulation forme petit à petit un amas graisseux à l'aspect bosselé sous l'épiderme appelé peau d'orange. Ce phénomène crée une compression de la circulation sanguine et lymphatique.

10 Astuces pour combattre la cellulite

1. Activité physique quotidienne (marche à pied, escaliers...) et si possible un sport régulier deux fois par semaine pour améliorer la circulation sanguine, utiliser les réserves de graisse et perdre du gras.

2. Varier la posture : si vous restez longtemps assis, bougez les bras et les jambes, faites de petites rotations avec les chevilles pieds en extension pour favoriser la circulation, levez-vous de temps en temps.

3. Jet d'eau froide sur vos jambes matin et soir (en fin de douche ou après un bain chaud) car le froid tonifie les veines.

4. Buvez entre les repas pour bien vous hydrater et drainer l'organisme.

5. Tisanes ayant une action drainante à base d'orthosiphon, cameline, pissenlit, reine des près, bardane, queues de cerise, écorce de bouleau. Gélules, marc de raisin.

6. Extraits (ampoules…) visant à faciliter la circulation sanguine tels les extraits de vigne rouge, de marronnier d'Inde, de cyprès, d'hamamélis (tonus circulatoire), cassis, pin maritime, de piloselle. Faites-vous conseiller aussi sur les polyphénols, riches en OPC pour améliorer la microcirculation en accroissant la perméabilité capillaire.

7. Crèmes de massage maison : une poignée de feuilles fraîches de lierre grimpant, lavez, faites bouillir 1 litre d'eau et plongez votre lierre, couvrez, laissez infuser 3h. Mélangez à une huile neutre et massez les zones adipeuses, culotte de cheval, poignées d'amour, etc. (le résultat est assez limité car pour agir sur la cellulite, le produit doit atteindre la couche sous-cutanée !).

8. Massages drainants ou lymphatiques par des professionnels, utilisation d'appareils spécialisés (*voir chapitre sur les massages amincissants et huiles essentielles p.152*).

9. Alimentation à base d'aliments ayant des effets diurétiques ou drainants, des aliments brûles graisses (reportez-vous à ces Chapitres).

10. Jus de bouleau (cure de 3 semaines) : il active les mécanismes de microcirculation pour une meilleure élimination des excédents en eau. Riche en antioxydant et vitamine C.

Alimentation : favorisez les fruits et légumes, ail (diurétique, agit sur la décomposition des graisses), ananas, aubergine, cèleri, chou, fenouil, fruits rouges, jus de canneberge, maté, oignon, pamplemousse, papaye, pissenlit, thé vert, persil, poireau, poivron ; Omégas 3 (poissons gras, graines de lin, noix, …) ; Antioxydants (ail, citron, oignon… sélénium, zinc, manganèse, vitamine A, C et E…) dégradent les membranes des cellules.

A éviter : pas de vêtements moulants qui compriment cuisses et fessiers. Réduire le sel, charcuterie, boissons gazeuses… car le sel contribue à la rétention d'eau et à l'engorgement des tissus. Fuyez les sources de chaleur qui dilatent les veines. Pas de grignotage.

D'un point de vue mental : la cellulite serait reliée à des anxiétés, à des émotions refoulées, à des ressentis, à des aspects de soi-même que l'on retient. La cellulite pourrait dénoter combien la personne vit sa vie de façon passive, se laissant faire par les autres au lieu d'être proactive et affirmative dans ses choix et actions. Il s'agirait souvent de personnes ayant des relations de dépendance envers les autres, qui retiennent leur coté créatif et qui finissent par emprisonner toute l'énergie qui cherche à s'exprimer (créativité, communication, sexualité…). La culotte de cheval démontrerait combien la femme se sent obligée de veiller constamment sur ses enfants pour protéger son pouvoir en tant que femme. Cela serait également souvent aussi par peur d'être abandonnée.

Si tel est le cas, pour vous aider à éliminer la cellulite, vous pouvez penser : « J'accepte d'identifier les sentiments qui me bloquent, qui m'empêchent d'aller de l'avant dans ma vie et de les chasser petit à petit au quotidien. J'accepte de reconnaître ma vraie valeur personnelle et de permettre à mon énergie de mieux circuler dans mon corps ».

Penser ainsi ne fait pas partir votre cellulite, mais vous aidera sûrement à mieux l'éliminer, surtout si vous croyez au pouvoir de la pensée sur votre corps.

Rétention d'eau – jambes lourdes et gonflées

La rétention d'eau est une accumulation excessive de la lymphe composée d'eau, lipides, globules blancs, minéraux, hormones, vitamines, protéines. Le système lymphatique peine à acheminer l'excès de déchets et d'eau dans la circulation veineuse, ce qui crée une insuffisance de drainage. Elle est souvent localisée dans les jambes et chevilles notamment pour des raisons de gravité, provoquant une sensation de jambes lourdes, vergetures, chevilles gonflées. L'origine n'est pas nécessairement l'alimentation, on peut être gonflé (ventre, cuisses…) sans avoir beaucoup de graisse.

Les 10 astuces pour la combattre sont similaires à celles de la cellulite ci-dessus.

Crèmes de soin en concentré de plantes et huiles essentielles à base de millepertuis, lierre, marron d'inde, vigne rouge, huile essentielle de lavande, de menthe poivrée, etc.

Compléments alimentaires diurétiques, drainants, stimulant la circulation lymphatique et veineuse en cure :

- Piloselle (diurétique)
- Orthosiphon
- Bouleau
- Achillée millefeuille
- Vigne rouge
- Reine des près
- Christe marine
- Ibiscus
- Hamamélis
- Les OPC (oligo-proanthocyanidines) de pépins de raisin
- Pin maritime
- Ginkgo biloba
- Citron
- Marron d'inde
- Grain de ligne de Bodycaa

- et aussi le cuivre et le sélénium, et la vitamine C et E.

Reportez-vous à la notice. Comprimés déconseillés aux femmes enceintes et allaitantes.

Drainage lymphatique :
- Café vert,
- Cassis,
- Papaye,
- Christe marine,
- Bouleau,
- Millefeuille,
- Orthosiphon,
- Piloselle,
- Reine des prés,

Massages drainants manuels chez un praticien.

A éviter : pas de vêtements serrés ou moulants qui compriment cuisses et fessiers et freinent la circulation. Evitez les expositions aux fortes chaleurs (sauna, hammam, soleil, bains chauds) qui dilatent les vaisseaux et entraînent le passage de l'eau des vaisseaux aux tissus.

Alimentation.

Aliments à privilégier :
- Protéines (indispensables à la synthèse des hormones thyroïdiennes qui activent le métabolisme et favorise l'élimination et la perte de poids) surtout les viandes blanches, poissons gras sauvages (apportent les acides gras polyinsaturés indispensables à la fabrication des prostaglandines qui régulent les liquides organiques), légumineuses et oléagineux pour permettre au foie de fabriquer de l'albumine qui freine le processus de rétention d'eau
- Fruits et légumes verts surtout le cèleri, fenouil, artichaut, persil, poireaux, ananas, citron
- Huiles végétales de 1ère pression à froid type huile d'olive, de noix, colza, soja, pépins de raisin
- Oléagineux type amandes, avocats et les poissons gras
- Céréales complètes BIO type riz complet, seigle, sarrasin... qui apportent magnésium, potassium, sélénium (minéraux anti-rétention)
- Tofu, lait et yaourts de soja.

Eviter : sel (fromages fermentés, plats préparés, charcuterie et poissons fumés, soupes instantanées, pâtisseries industrielle...), boissons, eaux gazeuses, sucreries (élèvent le taux d'insuline dans le sang et favorisent la rétention d'eau), graisses saturées (viandes rouges, produits laitiers...), farines blanches (pain blanc, pâtes...), allergènes potentiels (blé, produits laitiers...), les intolérances pouvant créer la rétention d'eau.

D'un point de vue mental, la rétention d'eau serait liée à l'intériorisation des émotions, la personne retient beaucoup de choses pour éviter de succomber à la tentation, le corps fait des réserves par peur de perdre quelque chose ou quelqu'un, par insécurité, ce qui apporte frustration, instabilité. Elle a tendance à s'autocritiquer ou à critiquer les autres, avoir du mal à s'affirmer, cachant ses angoisses, se sentant victime d'injustice.

Si tel est le cas, vous pouvez penser : « J'accepte de prendre la responsabilité de ma vie et d'apprendre davantage le respect et l'humilité, j'apprends à prendre la place qui me revient dans ce monde, et j'ai confiance en ma valeur ». Ce mode de pensée ne fait pas partir la rétention d'eau mais contribue à l'éliminer si vous acceptez le pouvoir de pensée sur le corps.

Choleséról – besoins : environ 1g/jour

Le cholestérol est utile à l'organisme, il est bon pour les membranes des cellules, pour la myéline qui entoure les nerfs crâniens, pour le transport des lipides dans le corps, etc. Il est fabriqué pour plus de la moitié par le foie et l'intestin, le reste est apporté par les aliments d'origine animale (viande, jaune d'œufs, beurre, fromage…).

On distingue le mauvais cholestérol LDL dont les lipoprotéines déposent du cholestérol sur les parois des artères, du bon cholestérol HDL dont les lipoprotéines récupèrent le cholestérol déposé dans les artères (20 à 30% du cholestérol sanguin).

Cholestérol total :
il doit être < à 2,2 g/l, dont LDL entre 1,3 g/l et 1,6 g/l en fonction des autres facteurs de risques cardio-vasculaires, et HDL entre 0,4 g/l et à 0,7 g/l.

L'hyper-cholestérolémie à 2,2 g/litre est très fréquente.

10 conseils nutritionnels pour maîtriser son cholestérol

1. Les phyto-stérols : huiles en 1ère pression à froid BIO de maïs, de colza, de tournesol, de soja, graines de sésame, noix de cajou, amandes, cacahuètes, grains de maïs, sorgho, blé, légumineuses (lentilles, haricots…).

2. Fruits et légumes frais, de saison et surtout crus.

3. Diminuer la consommation de féculents qui épaississent le sang.

4. Réduire les graisses saturées présentes dans les produits et graisses d'origine animale, y compris abats et produits laitiers.

5. Préférez les viandes blanches surtout le veau BIO. Pour les volailles, enlever la peau.

6. Consommez du poisson gras sauvage type saumon, truite, hareng, maquereau, sardine, thon (Oméga 3 et 6) 2 à 3 fois/semaine.

7. Fromages secs au lait cru, non pasteurisés.

8. Artichaut, pomme, avocat, ail…

9. L'apport alimentaire d'antioxydants, par exemple la vitamine E, vitamine C, β-carotène, peut limiter l'accumulation des LDL dans la paroi artérielle.

10. Cuisinez à l'étouffée, à la vapeur, avec peu de graisse, pensez aux marinades.

Frein sur les aliments raffinés, allégés, transformés.

Boissons : oui au vin rouge, thé vert, eau minérale ou de source.

Remèdes naturels pour réduire le LDL :

- Lécithine de soja BIO sans OGM (solubilise les graisses dans le sang et empêche de se solidifier, déloge le cholestérol)
- Germe de blé et huile de germe de blé
- Konjac (plante en gélule, poudre, vermicelle)
- Levure de riz rouge (complément alimentaire, attention aux effets indésirables)
- Shitaké (champignon)
- Spiruline (algue, comprimé, gélule, poudre)
- Ginseng
- Graines de lin
- Policosanol (extrait de cire de canne à sucre, proche des statines sans effets secondaires)
- Tisane à base de romarin, thym.

Recettes anti-cholestérol

Entrée :

- artichaut vinaigrette
- salade d'asperge, aneth, saumon fumé
- salade au crabe et cèleri
- salade grecque
- salade d'épinards aux coques
- taboulé intégral
- aubergines farcies, tomate, mozzarella, anchois
- flan de légume, coulis de tomates
- velouté de poireaux.

Poisson :

- darne de saumon en papillote à la menthe
- gambas sautées à l'ail et ratatouille
- purée de thon aux olives
- truite aux amandes
- filet de saumon grillé
- huitres
- thon en brandade de tomates.

Viande :

- veau à la basquaise
- blanc de poulet fermier au curry
- lapin aux olives vertes
- foie de veau BIO au basilic
- pigeon aux petits pois
- magret de canard à l'orange.

Dessert :

- papaye aux myrtilles
- fraises à l'orange, menthe
- clafoutis aux poires
- sorbet.

Pratiquez un sport pour stimuler les paramètres métaboliques, la sécrétion d'insuline, etc.

Diabète et insuline

3 millions de diabétiques en France ! 620.000 européens en sont décédés en 2012. Taux de sucre (glycémie) doit être < à 1,26 g/l après au moins 6 h de jeûne.

3 sortes de diabète :

- Type 1 insulino-dépendant : 10% des cas, sujets traités par l'insuline.
- Type 2 non insulino-dépendant : sujets en surpoids, ou vers la cinquantaine, traités par régime, médicaments et parfois l'insuline.
- Type 3 auquel s'apparente désormais la maladie d'Alzheimer.

Que se passe-t-il ? Dans le diabète, le processus d'absorption naturelle du glucose par les cellules est perturbé, le pancréas fournit insuffisamment d'insuline (hormone), ou celle-ci ne fait pas son travail correctement. Non absorbé par les cellules, le sucre reste dans le sang et il faut de plus en plus d'insuline pour le réguler. A force, le pancréas produit de l'insuline inefficace. Le sucre dans le sang produit une augmentation des radicaux libres qui attaquent les cellules. La hausse du taux d'insuline entraine l'accumulation des graisses, le diabète de type 2, puis l'hypertension artérielle ou autre problème d'artère, fatigue chronique, dépression …

Quelle nutrition pour maîtriser son diabète ?

Privilégiez :

- Équilibrer 55% glucide, 30% lipides, 15% protéines.
- Manger des aliments à index glycémique bas < 55 : pomme, banane, pamplemousse, raisin, abricot sec, kiwi, orange, poire… Céréales complètes (non transformées) : riz complet ou basmati, pain complet, farines complètes, pâtes complètes al dente, légumineuses, fructose, chocolat noir, sirop d'agave, fruits, légumes, oléagineux (amandes, noix…).
- Manger des légumes frais et sains, surtout croquants.
- Oméga 3 et 6 pour réguler le taux de sucre sanguin.
- Manger des amidons avec des

lipides et fibres pour ralentir l'absorption intestinale.

- Exercice au quotidien pour booster le métabolisme et utiliser le sucre.

Eviter : les mauvaises graisses saturées : beurre pasteurisé, margarine, graisses animales… Moins de protéines animales y compris les produits laitiers. Pas d'huiles ni produits raffinées. Supprimer les sucres rapides : sodas, boissons sucrées, jus de fruits concentrés, desserts industriels, sucre blanc raffiné, pâtes blanches. Ne pas trop cuire car la cuisson augmente l'indice glycémique (mangez vos pâtes al dente). Pas de grignotage. Ne pas sauter de repas.

Remèdes naturels contre le diabète :

- Décoction de 5 mn de myrtilline (airelle)
- Gélules de Pata de Vaca (feuille contenant l'insuline végétale)
- Gélule de caigua
- Réflexologie pour stimuler pancréas, foie…

Certains médecins préconisent parfois des vitamines B et oligo-éléments car les diabétiques en perdent beaucoup via l'urine.

Travailler le mental : Jacques Martel dans « Le dictionnaire des malaises et des maladies » associe le diabète de type 2 à « une tristesse profonde que survient à la suite d'un évènement où la personne en a voulu à la vie ». Peut-être pouvez-vous travailler sur la résistance à un évènement, sur l'amour que l'on vous porte, sur votre insécurité et penser : « J'ai confiance en moi, j'ouvre mon cœur et me libère, j'arrête de m'autodétruire, j'accepte le passé d'une manière détachée, etc.. »

Bien-être et techniques naturelles

De nombreuses techniques peuvent vous assister dans votre démarche de perte de poids. Citons les principales.

Acupunture – une aide ponctuelle

L'acupuncture cherche à débloquer un point de blocage pour refaciliter la circulation d'énergie. Elle peut aider à réduire l'appétit via l'augmentation de la sensation de satiété, en agissant sur l'estomac, à agir sur l'anxiété ou l'angoisse (étape psychique provoquant souvent l'envie de texture), à faciliter la digestion, à éliminer, à réduire la constipation (estomac, si l'origine est le manque d'appétit. rate-pancréas si elle est d'origine spasmodique, foie pour les autres cas). Elle aurait des effets directs sur le métabolisme, sur le stockage des graisses, ainsi que des effets hormonaux aidant à traiter la cellulite localisée.

Les risques : ne pas pratiquer sur des sujets souffrant de maladies cardiaques. Elle est interdite sur les femmes enceintes et durant les menstruations.

Huiles essentielles

Les huiles essentielles sont des concentrés de principes actifs de végétaux, certaines aident à déstocker les toxines et à diminuer la rétention d'eau et la peau d'orange.

Utilisation : quelques gouttes sur un comprimé neutre ou dans un verre d'eau – ou en huile de massage sur le corps, elles sont à diluer dans de l'huile végétale (d'amande douce, de noisette..). Vérifiez la posologie sur chaque flacon et demandez conseil en pharmacie ou en magasin diététique car elles doivent être utilisées avec précaution.

Risques : proscrite chez la femme enceinte ou allaitante, nourrissons, enfants de moins de 7 ans, personnes âgées, en cas de maladie rénale, de fibromes hormonaux-dépendants, de mastose (seins gonflés, tendus, douloureux), de cancer hormonal (sein, utérus) et d'épilepsie. Eviter yeux, nez, conduits auditifs, zones ano-génitales.

En cas de contact avec l'œil ou l'oreille, utilisez une huile végétale (pas d'eau) pour vous rincer. Pour éviter les allergies, faites préalablement un test sur une petite partie du corps. Pas de soleil dans les heures qui suivent l'application.

Huiles contre la cellulite et la rétention hydrolipidique : Cannelle, géranium d'Egypte, eucalyptus citrus, géranium rosa, cèdre de l'atlas ; Ou cèdre, cajeput, cyprès, hysope menthe poivrée, romarin verbénone, thym à linalol ; Ou cannelle, menthe poivrée, cyprès, lentisque pistachier ou

Huile essentielle de citron (Citrus Limonum) : Déstockage des graisses. Facilite le drainage. Diurétique. Lutte contre la cellulite – 1 goutte sur un comprimé neutre ou dans 1 petit verre d'eau, laisser fondre dans la bouche à la fin de chaque repas.

Huiles essentielles décongestionnant lymphatique :

- Santal blanc,
- Myrte commune,
- Cyprès de Provence,
- Genévrier de Virginie,
- Lentisque pistachier,
- Pin sylvestre

Décongestionnant veineux :

- Cèleri,
- Cyprès de Provence,
- Genévrier de Virginie,
- Lentisque pistachier,
- Myrte verte,
- Niaouli

Brûleur de graisse :

- Cèdre de l'Atlas,
- Cèdre de l'Himalaya,
- Cyprès bleu, d'Arizona,
- Eucalyptus mentholé,
- Romarin CT verbénone,
- Sauge officinale.

Huiles essentielles aux effets coupe-faim : Huiles de Basilic à respirer à même le flacon (les odeurs étant perçues par le cerveau limbique où se trouve le siège des émotions), l'huile essentielle de Camomille Romaine 5 ml ou de Fragonia ramènent dans l'équilibre.

Huile essentielle de cèleri (Apium Graveolens) : Drainant. Elimine les toxines – en gélule (réalisée par votre pharmacien) contenant les huiles essentielles de livèche, de cannelier de Chine, de carotte, de citron, et de cèleri. 3x/jour pendant 3 semaines.

Huile essentielle de cèdre de l'Atlas (Cedrus Atlantica) : Contre les graisses stockées en profondeur dans le corps, facilite le drainage. Anticellulite – en massage le matin, mélanger l'huile essentielle avec 1 cs d'huile végétale (macadamia ou noisette). En cure de 3 semaines.

Huile essentielle de cubèbe (Piper Cubeba) : Pour la circulation sanguine et lymphatique, contre la rétention d'eau. En massage ou friction. Dilution 10% dans l'huile végétale.

Huile essentielle de cyprès de Provence (Cupressus Sempervirens) : Déstocke les graisses. En massage, mélanger l'huile essentielle avec l'huile végétale de calophyllum.

Huile essentielle de géranium rosat (Pelargonium Asperum) : Anti-cellulite et rétention d'eau. Tonifiante. Raffermissante – en massage, mélanger à de l'huile végétale (par exemple macadamia) et masser les zones concernées de bas vers le haut, vers le cœur.

Huile essentielle de genévrier (jumiperus communis) : Diurétique, contre la rétention d'eau, draineur, combat la cellulite – mélanger à d'autres huiles essentielles (cyprès vert, romarin à camphre, cèdre de l'Atlas… et à une huile végétale) et masser les jambes, le ventre.

Huile essentielle de gingembre (Zingiber officinale) : Réducteur de cellulite, tonifiante, favorise la transpiration, favorise l'élimination des toxines, réduit la rétention d'eau, améliore la circulation du sang – par voie orale ou cutanée, en lotion de massage.

Huile essentielle de carotte (Docus Carota) : Raffermit la peau, anticellulite – en massage mélangée à de l'huile de Jojoba, ou en gélules (par votre pharmacien) avec de la livèche (Levisticum officinale) et de l'huile essentielle de carotte, basilic, cannelier de Chine, citron, 3x/jour en cure de 3 semaines.

Huile essentielle de mandarine (Citrus Reticulata) : Coupe-faim – en goutte sur un comprimé neutre, ou dilué dans un petit verre d'eau entre les repas 3 à 5 fois par jour.

Huile essentielle de menthe poivrée (Mentha Piperita) : Draine le foie, les reins, les intestins (organes d'élimination). Contribue à une bonne digestion – 1 à 2 gouttes sur la langue ou sur un comprimé neutre ou dans un petit verre d'eau.

L'huile essentielle de romarin à camphre (Rosmarinus officinalis camphoriferum) et cinéole : Aide le foie dans la détoxication, diurétique, draineur, décongestionnant. Contre les jambes lourdes ou varices – en friction sur les parties concernées.

Hypnose

L'hypnose permet la mise en accord du conscient et de l'inconscient. Elle ne fonctionne pas très efficacement sur les personnes en conflit avec elles-mêmes, si consciemment elles veulent maigrir, mais inconsciemment elles sont encore rassurées par leur surpoids, par exemple parce qu'elles en tirent des bénéfices cachés (protection, sécurité, habitude, confort).

Pour maigrir et garder un poids stable, dans la durée, il faut que la personne accepte de maigrir au plus profond d'elle-même. L'hypnose peut alors aider à maigrir en renforçant la motivation à maigrir et la confiance en soi et en modifiant le comportement alimentaire et l'image que le sujet a de lui-même. Par exemple, l'hypnose va permettre de distinguer la faim émotionnelle de la faim physique, va aider à apprécier un autre type de nourriture plus sain, ainsi qu'à pratiquer une activité physique, il n'est alors plus question de régime puisque le nouveau désir alimentaire est désormais motivé naturellement.

Il existe deux écoles, l'hypnose basée sur la suggestion, l'hypnotiseur donne des injonctions verbales au patient – et l'hypnose Ericksonienne basée sur la participation active de la personne, elle la motive.

LPG – Technique tissulaire par mécano-stimulation

La méthode LPG Systems (Scientific Reseach) lutte contre la cellulite et les graisses localisées (action de déstockage des graisses), l'amélioration de l'élasticité de la peau (combat le relâchement cutané) et de drainage (action sur la circulation veineuse).

Le lipomassage est une technique de mécano-stimulation naturelle qui permet d'agir simultanément sur le déstockage des graisses et le relâchement cutané tout en relançant la circulation sanguine et lymphatique.

Approche en 4 phases : un bilan nutritionnel et ostéopathique permet d'élaborer un programme adapté à la personne, suivi de soins et d'exercices appropriés et d'une réévaluation à la fin du programme.

Massages drainants

Les massages drainent le corps, ils favorisent l'élimination des toxines et peuvent contribuer à l'amaigrissement. Ils éveillent aussi la conscience du corps et donc de soi. Toucher une personne agit sur son cerveau émotionnel : masser une personne signifie que l'on l'accepte dans son entièreté, c'est un message fort pour celui qui le reçoit, il est accepté, le massage est donc bénéfique à une personne qui doit accepter son corps. Attention aux éventuelles réactions aux plantes des huiles essentielles.

Drainages lymphatiques – anticellulite, pour des jambes légères. Le drainage lymphatique est recommandé aux personnes ayant des excès de graisse localisés (jambes, fessiers), des problèmes de circulation ou de rétention d'eau, suite à une mauvaise alimentation, hérédité, manque d'activité physique… Ils sont réalisés par un kinésithérapeute, un physiothérapeute ou une esthéticienne pour aider les petits vaisseaux lymphatiques à faire remonter la lymphe vers les veines et le cœur afin de désengorger les jambes et détoxiquer l'organisme.

Mésothérapie

Entre le traitement allopathique et la médecine douce. La mésothérapie consiste en l'injection d'une micro dose de substance médicamenteuse sous la peau, mais certains praticiens pratiquent la mésothérapie sèche sans injection de substance. Cette technique consiste à stimuler la micro circulation locale au plus près des amas graisseux, par de nombreux micro impacts non perforants.

Accompagnée d'un régime diététique spécifique préconisé par le médecin nutritionniste, elle permet d'obtenir des résultats très intéressants.

Lors de la 1ère séance, le médecin questionne le patient (antécédents médico-chirurgicaux, bilan sanguin, motivation, habitudes alimentaires…), examine la répartition des graisses excédentaires et définit des objectifs à atteindre, puis prescrit un régime alimentaire ciblé. Les premiers résultats sont rapides, le régime n'étant pas hypocalorique, la baisse de poids est régulière sans sensation de faim ni fatigue.

Témoignage du DR Pierre Vuillard, médecin nutritionniste, endocrinologue et mésothérapeute :

« Beaucoup des patients en surpoids mangent relativement moins qu'on pourrait le penser mais sans équilibre nutritionnel et n'importe quand. De plus la répartition adipocytaire obéit à des données individuelles et évolutives, surtout chez la femme. Aussi, un programme nutritionnel spécifique équilibré, bien réparti dans la journée et pauvre en lipides au début, puis normolipidique couplé à une mésothérapie sèche ciblée selon les patients, autorise des corrections très satisfaisantes de la silhouette (surtout dans les zones classiquement résistantes), du poids par une perte de la masse grasse et des désordres métaboliques associés en terme de cholestérolémie totale, triglycérides et glycémie ».

Respiration – se libérer et éliminer

La respiration apporte l'oxygène au sang qui l'amène à vos cellules pour leur activité biochimique. Durant les réactions chimiques cellulaires, elles produisent du gaz carbonique que le sang rapporte aux poumons pour y être rejeté en expirant.

La respiration apporte des bénéfices au niveau

Physique : bien oxygéner vos cellules en respirant de l'air sain ou durant un exercice physique (surtout en plein air) permet de vous nettoyer physiquement car les poumons servent d'émonctoire (d'élimination), ils rejettent les acides volatils produits durant la digestion. Quand le corps est bien oxygéné, il fonctionne mieux, l'énergie circule mieux, vous assimilez mieux les aliments et les éliminez mieux.

Mental : une bonne oxygénation du cerveau apporte détente, vous évacuez les tensions et réduisez le stress qui engendre souvent une prise de poids. En faisant du sport ou des exercices de respiration, vos idées deviennent plus claires, vous devenez plus serein.

Petite technique pour augmenter la conscience de soi : assis les yeux fermés, faites le vide et concentrez-vous sur vous-même. Inspirez profondément et doucement par le ventre et par le nez (pas par la bouche) en allongeant le souffle de la respiration le plus longtemps et profondément possible en pensant que le positif entre en vous. Puis relâchez (expirez) doucement et profondément en pensant que vous laissez sortir les mauvaises pensées négatives, les kilos et le stress accumulés en vous ! Faites 5 fois. Sentez l'air entrer dans votre corps, profitez du moment présent avec vous-même.

Autres techniques de bien-être

Pensez au yoga, Tai Chi, Qi Qong, méditation, relaxation, etc. Ces disciplines allient le physique et le mental et permettent de retrouver l'unité corps-esprit, de tonifier le corps, d'acquérir plus de souplesse et de force en soi.

Fêtes et apéritifs intelligents

Optez pour des mélanges colorés qui intègrent des crudités et autres produits sains, offrant un côté équilibré et sympathique à vos apéritifs dinatoires, désormais très en vogue. En phase d'amaigrissement, mieux vaut éviter ce genre d'invitation, sauf si vous savez picorer équilibré !

Que boire à l'apéritif ?

En alcool, préférez un alcool de macération, plus naturel et moins toxique pour l'organisme, sauf si cet alcool est plein de pesticides, de sulfites, etc.

En période de forte perte de poids (phase 2 ou phase 3 du Programme Harmonie Santé) : aucun alcool. Optez pour une boisson non gazeuse ou peu salée, non sucrée, avec une rondelle de citron ou un jus de tomates sans sucre ajouté, jus de pamplemousse frais, jus d'ananas, citron pressé (brûle-graisse), etc.

En période de maintien de poids (régime philosophie de vie) : en alcool, optez plutôt pour des alcools de macération type vin BIO, champagne, bière, cidre... Les alcools distillés type whisky sont plus riches en calories. L'idée est surtout de déguster, d'apprécier entre amis, et non pas de boire pour oublier ou s'oublier...

Bannissez les boissons mélangées type panaché, whisky-coca, vodka-orange, cocktails, etc. qui contiennent trop de sucres ou de l'aspartame ou l'équivalent.

Si vous conduisez : buvez modérément et cessez de boire au minimum 1 heure avant de conduire. L'abus d'alcool est dangereux, faites l'alcool test avant de prendre le volant, votre vie et celle des autres en dépend ! L'alcoolémie autorisée est de 0,5g par litre de sang, soit 2 verres d'alcool, et de 0,2 g pour les permis probatoires, jeunes conducteurs, soit 0 verre d'alcool.

Que manger a l'apéritif ?

Essayez de respecter l'équilibre vitamines, fibres, protéines, lipides, glucides fait maison. Préférez des fruits et légumes frais, de saison et non traités.

Les glucides sont partout ci-dessous.

Vitamines et fibres :

- Crudités et fruits (avec protéines) : olives, petites tomates ou tomates cerises, légumes frais coupés en bâtonnets (carottes, concombre, choux fleur, cèleri…) à tremper dans un yogourt ou fromage blanc battu avec du sel, poivre, un peu d'huile d'olive, du citron et un peu de ciboulette ou à tremper dans du guacamole ou du caviar d'aubergines fait maison de préférence, cœur d'artichauts à l'huile et au citron
- Pics de melon en dés et cubes de fromage de brebis
- Tapenade (olives, câpres…)
- Brochette de mozzarella, tomates cerises et olives
- Feuilles d'endive à tremper dans des dips (tzatsiki, guacamole, houmous)
- Radis
- Fromage de chèvre frais enrobé de feuille de céleri branche (ou saumon fumé)
- Tsatsiki maison (yaourt de brebis, concombre, ail ou ciboulette, sel, poivre, citron et huile d'olive)…

Lipides :

- Amandes
- Graines de tournesol
- Pistaches
- Noix
- Graines de courges BIO natures ou grillées (diurétiques, très bon pour la prostate)
- Cacahuètes
- Noix de cajou
- Pignons…

Protéines :

- Toasts au foie gras truffé
- Toasts au thon, aux rillettes de saumon, aux sardines à l'huile
- Terrine de gibier (sanglier, lièvre, cerf…) sur tartines de pain de campagne, seigle ou complet, de préférence BIO
- Saumon fumé sauvage
- Roulé de saumon fumé à la ricotta et ciboulette
- Roulé de saumon fumé au caviar d'aubergine
- Sushis
- Galettes de polenta aux anchois
- Cubes de tomme de brebis et tomates cerises
- Plateau de petits fromages de chèvres et de brebis (sauf pour ceux qui doivent éviter le fromage le soir)
- Thon mariné sur pain de campagne
- Salade de germes de soja, crabe ou crevettes roses, ananas, basilic, ail, huile d'olive et citron
- Œufs de caille
- Brochettes de poissons crus (marinés au citron et huile d'olive) et de kiwis
- Petits farcis à la viande
- Tarte saumon épinards maison
- Quiche lorraine maison
- Tarte au tofu et brocolis…

Idées verrines :

- Verrines d'avocats, pamplemousse et crevettes au citron, gingembre et feuille de menthe
- Verrines de taboulé (beaucoup de persil)
- Verrines de petits tartares de melon et concombres (en dés) avec sauce au yaourt avec un filet d'huile d'olive, sel, poivre et feuilles de menthe et basilic ou aneth
- Verrines de salade composées
- Verrines de hareng fumé, pommes de terres et oignons rouge
- Verrines de thon au yaourt, radis, persil et graines de sésame
- Verrines d'asperges vertes, écrevisses et mascarpone
- Verrines de chèvre à la crème et pistou avec roquette hachée
- Verrines de gésier de canard, salade et croutons
- Verrines de salade de lentilles et échalotes
- Verrines de saumon fumé, ricotta et ciboulette
- Verrines de tomates cœur de bœuf et mascarpone, câpres et cèleri
- Verrines de crabe, noix de cajou, herbes fraîches, fromage frais
- Verrines de tomates et brocolis, pignons, anchois et parmesan
- Verrines de rougets au mascarpone et aubergines…

Boissons à bannir : alcools mélangés, cocktails, boissons énergétiques, sirop industriels, jus de fruits concentrés, sodas, boissons sans sucre, …

Aliments à éviter : Chips, sodas, frites, mayonnaise, ketchup, plats tout prêts (tartes, quiches, pizzas…), charcuterie industrielle grasse, calorique, riche en nitrites de sodium, nitrate de potassium et en sucres cachés !

Charcuterie : Préférez-la séchée ou fumée (naturelle) plutôt que cuite. Achetez du saucisson artisanal sans colorants avec des boyaux naturels, en faible teneur de gras (gibier…).

Fromages : Choisissez-les au lait cru. Profitez de la qualité et du large choix français !

Alcools

Mieux vaut un verre d'alcool de macération issu de fermentation naturelle : vin, porto, cidre, bière, champagne, crémant, vermouth… qu'un alcool de distillation, moins naturel et plus calorique : whisky, vodka, liqueur, eau de vie… Cependant, l'idée est de se faire plaisir, optez pour ce qui vous plait, par exemple le whisky est très apprécié des personnes d'un certain âge car il dilate les artères.

En phase de perte de poids, l'alcool est à bannir car il contient beaucoup de sucre, surtout les digestifs, liqueurs et spiritueux car les alcools forts sont très caloriques. L'alcool ralentit la combustion de l'énergie par l'organisme et favorise le stockage des mauvaises graisses. A long terme, il augmente les problèmes cardio-vasculaires et risque de cancer.

Exemples en Kcal (indicatif):

- Whisky 190 à 380/8 cl selon la marque
- Kir Royal 168 /flûte
- Muscat 240 /verre de 15 cl
- Cognac 192 /verre à liqueur de 4 cl
- Bière 125-200 (178 /cannette 33 cl)
- Vodka-orange 163 / verre (Vodka 100 / 4cl)
- Vin cuit 160 / verre de 7 cl
- Rhum 154 / verre à liqueur de 4 cl
- Punch 139 / verre
- Martini 128 pour un verre de 8 cl
- Vin blanc 108 / verre de 15 cl
- Vin rouge 80 à 105 / verre de 15 cl
- Vodka 100 / verre à liqueur de 4 cl
- Porto 80 / verre de 7 cl
- Champagne 70 à 85 brut /flûte (sec 105)
- Pastis 130 / 4 cl
- Blanc sec 70 pour 100 ml
- Jus de fruits 60 / verre

Pour nettoyer le corps après avoir bu de l'alcool, l'idéal est de boire l'équivalent en eau.

Vin rouge, l'ami du cœur : 1 à 2 verres de vin rouge par jour serait bon à la santé, mais pas de vin en phase de perte de poids. Les vins rouges renferment environ 5 à 8 fois plus de polyphénols (bénéfiques à la santé) que les vins blancs. Préférez des vins « mis en bouteille à la propriété » ou au château, et sans sulfites car ils sont potentiellement dangereux pour la santé (Envoyé Spécial France 2, 1 octobre 2009) et donnent souvent mal à la tête, tout comme la haute teneur en tanin.

Le vin BIO exclue toute molécule de synthèse, engrais, levures chimiques, acidification ou désacidification, précipitation tartrique, concentration artificielle, sulfites, etc. Il contient donc moins de toxines qu'un vin non BIO.

Evitez les alcools forts, secs ou mélangés à des sodas ou jus de fruits (exemple Vodka-orange) qui augmentent le taux de sucre, et les boissons transformées.

L'abus d'alcool est dangereux pour la santé, à consommer avec modération.

Les fêtes sans les kilos

Comment ne pas grossir pendant les fêtes ? La réponse : j'apprends à mieux gérer !

Avant les fêtes

Quelques jours avant, préparez votre système digestif : mangez moins, plus léger, limitez les graisses, moins de sauces, moins de sel, favorisez les légumes vapeurs, le soir buvez des tisanes de romarin, de thym… Augmentez votre dépense physique.

Pendant les fêtes

Deux théories possibles, à vous de choisir celle qui vous convient le mieux en fonction de votre personnalité, de vos préférences et de vos convictions.

1ère Option : vous profitez à fond ! Vous vous lâchez complètement. Mangez tout ce que vous voulez. Mais vous mettre à la diète les jours suivant ne suffiront probablement pas à rétablir votre poids… N'accumulez pas les kilos pendant 10 jours ! Attention aussi aux variations alimentaires trop brutales, solliciter trop soudainement votre organisme peut être dangereux. Après les fêtes, votre phase détox sera plus drastique, vous devrez faire plus d'effort et miser beaucoup plus sur la dépense physique.

2ème Option : vous mangez raisonnablement. Vous dégustez des menus équilibrés, pas excessivement riches ni trop caloriques. Vous profitez « raisonnablement » des repas (petites folies) en mangeant avec modération, sans vous resservir, sans abus. Pas d'excès, juste de bons petits plats délicieux et équilibrés. Après les fêtes, vous aurez moins besoin de nettoyer votre corps, vous maintiendrez simplement votre niveau d'exercice physique.

Après les repas festifs, pensez toujours à une petite promenade entre amis ou en famille tel un petit tour de quartier, au parc, au bord du fleuve.

Après les fêtes

Faites une petite diète pour reposer votre système digestif et drainer l'organisme, mangez plus léger et en moindre quantité. Mangez moins salé.

Détoxiquez-vous pour libérer le corps des toxines, restaurer son énergie, rétablir ses fonctions d'élimination, d'assimilation et de digestion : légumes brûle-graisses, soupes maison (chou, poireau, fenouil, oignon…), cure détox (radis noir, artichaut, romarin, chlorelle, jus de bouleau, pissenlit, reine de près, fenouil, chardon-marie, piloselle, etc.), la soupe au chou nettoie et purge, élimine les toxines, sert de brûle-graisses en apportant des protéines et des fibres et régule le métabolisme du sucre et des graisses.

Augmentez votre dépense physique.

Digestions difficiles

Quelques produits naturels à connaître après vos excès :

Argile verte : rééquilibre le processus de digestion, nettoie et purifie le sang, protège l'organisme des bactéries et toxines, régule le transit, guérit les diarrhées. Action adoucissante, absorbante, bactéricide et cicatrisante. A boire diluée dans un verre d'eau.

Bicarbonate de soude : propriétés alcalines. Il neutralise les acides dans l'estomac, soulage l'estomac dérangé (1 pincée dans 1 tasse d'infusion de menthe) – et la gueule de bois (1 cc dans un ½ verre d'eau, puis un autre environ 2 h. après). Ne convient pas aux régimes pauvres en sel, peut affecter l'action de certains médicaments. Déconseillé aux femmes enceintes.

Charbon végétal (Bois calciné) : en cas de problèmes intestinaux, flatulences, douleurs d'estomac, troubles digestifs. Il absorbe les liquides, particules et gaz. En poudre ou en gélule.

Citron, en jus : facilite la digestion, nettoie. En jus pressé avec de l'eau chaude ou froide, et un peu de sucre naturel si vous préférez (stévia, miel, sucre roux complet,…)

Digestion et vitalité du foie : ampoules de desmodium, artichaut (draineurs hépatiques), de romarin et radis noir.

Mélisse : après un repas trop copieux ou en cas de digestion difficile. Antispasmodique et eupeptique, sédatif, anti-migraine. Facilite la digestion et calme les douleurs abdominales.

Menthe poivrée : propriétés digestives, toniques, contre les indigestions et le foie engorgé, diminue vomissements, flatulences et migraines digestives. 2 gouttes d'huiles essentielle dans du miel, de l'huile d'olive, sur 1 sucre ou sous la langue. En infusion après les repas : 1 pincée de feuilles dans 1 tasse d'eau bouillante, infuser 10 mn.

Tisanes et infusions :

Purifier et nettoyer l'organisme : tisane de romarin ou infusion de thym.

Contre les brûlures d'estomac : la mauve.

Contre les crampes et douleurs gastriques : la verveine.

Faciliter la digestion : tisanes à base de menthe (surtout la menthe poivrée), de réglisse, d'anis. Tisane digestive : une pincée de feuilles de verveine, feuilles de basilic, et d'origan dans un bol d'eau bouillante. Infuser 10 mn. Filtrer. Boire 1 bol après chaque repas.

Nettoyer/détoxifier le corps : infusion de bouleau, pissenlit, hibiscus, bardane, menthe.

En gélules – en pharmacie ou magasin diététique, demandez conseil :

Caigua (plante) : stimule le pancréas, diminue les glucoses chez les diabétiques et diminue les doses d'insuline ou autres médicaments, protège le système cardio-vasculaire.

Chrysanthellum Americanum : protecteur hépatique et pancréatique, action cholérétique (active la sécrétion de la bile) en cas de repas trop copieux, bien arrosé ou riche en graisse.

Ispaghul (plante herbacée) : rééduque le transit intestinal.

Maytenus (arbuste) : tonifiant et rééquilibrant des fonctions sécrétrices de l'estomac et de l'intestin. Cicatrisant de la muqueuse digestive. Réduit les excès d'acidité, les fermentations, gaz et ballonnements, soulage l'estomac, le foie, les intestins et les reins.

Menyanthe (ou Trèfle d'eau) : en cas de ballonnements, d'aérophagie, de digestion difficile ou de repas très copieux, de foie paresseux. Effets digestifs et dépuratifs.

Pata de vaca (arbre) : ami du pancréas notamment par la normalisation du taux de sucre sanguin, bon après les gros excès d'alcool, de chocolats et de pâtisseries riches.

Conclusion

Vous savez désormais que pour garder une belle silhouette à vie, se restreindre n'est pas la solution. Seul un équilibre de vie vous apportera la santé et la ligne. Le secret réside à la fois dans une bonne qualité de nutriments, dans un apport calorique égal à vos besoins énergétiques, dans la pratique d'un petit exercice physique au quotidien, et dans la gestion de vos émotions et de votre stress pour éviter de compenser un vide par la nourriture. Faîtes-vous plaisir et n'oubliez pas qu'après vos éventuels excès, les aliments naturellement brûle-graisse et drainants seront de précieux alliés pour réguler votre poids.

Rappelez-vous que l'alimentation industrielle mondialisée tend à encrasser votre organisme, ce qui fait baisser votre métabolisme, lequel peine ensuite à éliminer les toxines et fini par stocker plus de graisse même en mangeant peu. Pour le Dr Catherine Kousmine, ce type d'alimentation dévitalisée et raffinée entraine l'augmentation des maladies tels le cancer, les affections psychiatriques (Alzheimer, Parkinson…), les maladies virales et auto-immunes (diabète…). « La santé n'est pas un du, elle se mérite par un effort quotidien à l'écoute de son corps en harmonie avec la nature ». Faites l'effort de bien lire les étiquettes et de prêter attention à ce que vous achetez pour éviter les additifs dangereux et toxiques pour votre corps.

Vous seul détenez les clés du bonheur et de la ligne. Maintenant que vous savez que l'on entraine son cerveau comme un muscle grâce à des techniques de pensées, vous savez que vous pouvez agir sur vos soucis quotidiens en vous ouvrant vers l'avenir positivement (au lieu de souffrir en regrettant le passé).

Votre équilibre intérieur se reflètera sur votre comportement alimentaire géré par votre cerveau et par votre cœur.

Nous espérons que riche d'enseignement, notre Programme Harmonie Santé a fait de vous un consommateur averti, heureux et capable d'être maître de sa santé pour la vie !

Que ton aliment soit
ta première médecine
Hippocrate.

MANGEZ UTILE ET FAITES-VOUS PLAISIR A VIE !

Annexe
Tableau des calories

Poisson	Calories pour 100 g (environ)
Bar (loup de mer)	111
Baudroie (lotte)	79
Cabillaud	78 (97 si cuit au four)
Coquille Saint Jacques	65
Colin (merlu)	72
Crevette rose	100
grise	98
Daurade	77
Hareng	203 si frais
	233 si frits
	210 si fumé
	198 si grillé
Huitres	110 la douzaine
Lieu	90
Maquereau	255 au four
	296 fumé
	208 au vin blanc
	215 sauce tomate
	128 frais
	234 frit
Morue fraîche	79
	138 si salée ou pochée
Moule	118 si cuite à l'eau
	marinières 60
Sardine	163
	250 si à l'huile d'olive
	238 si à la tomate
	190 en friture
Saumon	170

	180 si cuit vapeur
Saumon fumé	74
Sole	70 si cuite vapeur
	73 si cuite au four
Soupe de poissons de roches	90 kcal pour 1 louche
Thon	149 frais
	186 à l'huile
	117 au naturel
	188 au four
Truite arc-en-ciel	119 vapeur
	137 au four
Truite saumonée	150

Viandes et charcuterie	Calories	Protéines
	pour 100 g (environ)	
Agneau côtelette	330	15
Agneau épaule	289	16
Biche	116	20
Bœuf bavette	148	28
Bœuf beefsteak	157	28
Bœuf côte	257	17
Bœuf échine	257	17
Bœuf entrecôte	203	24,3
Bœuf faux-filet	166	28,1
Bœuf onglet	157	28
Bœuf Pot au feu	240	28,5
Bœuf Steak haché 20% matières grasses	252	21
Bœuf tournedos	200	20
Boudin blanc	242	10
Boudin noir	410	14
Caille	115	20
Canard magret	198	22
Chapon	230	117
Dinde escalope	105	23,4
Dinde rôtie	144	29,4

Viandes et charcuterie	Calories	Protéines
	pour 100 g (environ)	
Escargots	67	15
Lapin	160	22
Mouton côtelette	215	18
Mouton épaule	289	16
Mouton gigot	225	18
Oie	350	16
Pintade	108	22
Poulet avec la peau	302	18
sans peau	150	18
Porc – côtelette de porc grillée	247	28
Porc – Rôti de porc	246	27,8
Veau – aloyau	175	19
Veau – escalope	139	28
Veau – foie	137	19
Charcuterie		
Jambon cru (sec, fumé...)	228	23
Jambon de Paris (cuit)	113	21
Pâté de campagne	328	14,3
Rillettes de porc	440	14,5
Rillettes d'oie	331	17,6
Saucisses		
Andouillette	234	18
Chipolata	342	13,5
Rosette	401	24
Saucisse de Montbéliard	337	14
Saucisse de Morteau	320	14
Saucisson sec	437	20,5

Produits laitiers	Calories (environ)pour 100 g ou 100 ml
Brie	330
Camembert 45 %	283
Cantal	367
Chèvre frais	79
mi sec	327
Comté	399
Emmental	318
Pont l'Evêque	300
Reblochon	309
Roquefort	370
Saint Marcelin	328
Laits	
Lait de brebis	100
Lait entier pasteurisé	63
Yaourt lait entier nature	80 (125 g)
Yaourt de brebis	87 (125 g)
Crèmes	
Crème fraîche épaisse 30%	295
allégée à 15%	192
Crème brûlée	336
Crème dessert au chocolat	129
Glace (en moyenne)	180
Œufs	
Au plat	186
Dur ou à la coque	148
Lipides	
Beurre	752
Beurre demi sel	742
Huiles arachide, colza, noix, soja, tournesol, olive, pépin raisin	898 à 899

Les titres disponibles chez Alpen Éditions :

- 300 remèdes naturels
- Alcool, vin et santé
- Arrêter de fumer
- Arthrose rhumatismes arthrite
- Asthme : vers un nouveau souffle
- Astro plantes
- Attendre et nourrir mon enfant
- Bien se nourrir pour vivre mieux
- Candida Albicans
- Ces aliments qui guérissent
- C'est la thyroïde docteur ?
- Chasser la déprime avec les plantes
- Comment mieux dormir
- Combattre les allergies
- Contrôlez votre acidité : L'équilibre acido-basique
- Cuisson et santé
- Cystite, prostate : les solutions
- Dites non au cholestérol
- Docteur, c'est la prostate ?
- Docteur, j'ai un psoriasis
- En finir avec le ronflement
- En forme grâce aux épices
- Énergie et médecine chinoise
- Équilibrer ses émotions avec les fleurs de Bach
- Être heureux avec le millepertuis
- Fatigue chronique, fibromyalgie
- Fini les jambes lourdes
- Fini malaises et vertiges
- Garder la forme après 40 ans
- Gardez une peau saine
- Je nourris mon enfant
- L'alimentation des ados
- La chirurgie esthétique
- La cuisine Sain-plement
- La diététique du diabète
- La nouvelle ménopause
- La numérologie pratique
- La nutrigénétique
- La vérité sur les vaccins
- Le bien être par la relaxation
- Le dico des bobos
- Le dictionnaire des plantes médicinales
- Le Feng Shui pratique
- Le guide de phytothérapie
- Le guide pratique des vitamines
- Le mal de dos, c'est fini
- Le monde des jeux vidéo
- Le nouveau régime flexitarien
- Le pouvoir des oméga-3
- Le précis des oligoéléments
- Le précis de l'homéopathie
- Le régime anti-cholestérol
- Le régime potassium
- Le régime protéiné
- Le régime sans sel
- Les aliments qui guérissent : fruits, légumes, épices
- Les bienfaits de la mer
- Les bons aliments pour maigrir
- Les compléments alimentaires
- Les cosmétiques Bio
- Les couleurs
- Les enfants hyperactifs
- Les étirements faciles
- Les jus magiques
- Les massages
- Les migraines c'est fini
- Les miracles du soja
- Les plantes qui soignent
- Les remèdes de la ruche
- Les secrets de santé des antioxydants
- Les secrets de santé du thé
- Les secrets du ginseng
- Les secrets d'une belle peau
- Les soins par les huiles essentielles
- Les vertus du soja
- Les vertus santé du cacao
- Les vitamines
- L'hypertension artérielle
- L'hygiène bucco-dentaire
- L'oignon fait des merveilles
- L'ostéoporose
- Ma santé dans mon assiette
- Maigrir après 40 ans
- Maigrir à l'aide des compléments alimentaires
- Maigrir avec la diététique chinoise
- Maigrir avec la méthode chrono-asiatique
- Maigrir avec le régime paléo
- Maigrir sans faire de régime
- Maigrir selon vos hormones
- Mieux assimiler le gluten
- Mes soupes préférées
- Découvrez les index glycémiques
- Maigrir avec la cuisine méditer-rannéenne
- Recettes minceur midi et soir
- Mémoire totale
- Plus jamais fatigué !
- Plus mal au ventre
- Préservez votre capital santé
- Prévenir Alzheimer
- Prévenir et guérir l'infarctus
- Programme anti-âge
- Programme Detox
- Programme jeunesse
- Relations amoureuses et sexualité
- Rester jeune après 60 ans
- Revivre après une séparation
- Rhumatismes : votre ordonnance naturelle
- Secrets de jouvence
- Secrets d'Olive et diète méditerranéenne
- Soigner et préserver ses cheveux
- Stress contrôle
- Une grossesse heureuse
- Vaincre enfin la cellulite
- Victoire sur l'arthrose
- Vinaigre, bicarbonate, citron
- Votre santé par les huiles essentielles